Vorbemerkung der Autorin
Die Informationen und Übungen in diesem Buch ersetzen keine Arztbesuche und sollten als eigenständige Gesundheitsvorsorge und zur eigenen Unterstützung bei ärztlichen Heilbehandlungen eingesetzt werden. Bei einer schweren Erkrankung sollte immer auch die Hilfe eines Arztes oder Heilpraktikers in Anspruch genommen werden.

Bibliografische Information der Deutschen Bibliothek
Die Deutsche Bibliothek verzeichnet diese Publikation in der Deutschen Nationalbibliografie, detaillierte bibliografische Daten sind im Internet über http://dnb.ddb.de abrufbar.

ISBN 978-3-7386-1431-2

2. Auflage März 2017
Gesamtgestaltung und Grafik Rita Weber
Herstellung und Verlag: BoD - Books on Demand
Norderstedt

Alle Rechte liegen bei der Autorin

Alle Rechte der Verbreitung auch durch Funk, Fernsehen, fotomechanische Wiedergabe, Tonträger jeder Art, auszugsweisen Nachdruck und auf digitalem Wege, nur mit schriftlicher Genehmigung der Autorin Rita Weber.

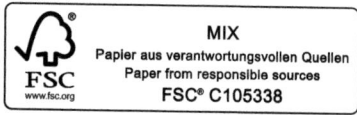

Rita Weber

Reiki

Ein Weg sich selbst zu heilen

Lehrbuch für den 1. Grad
den 2. Grad und den
Meister – Lehrer - Grad

Inhalt

Mein Weg mit Reiki 7
Die Energiekörper und der Energiekanal 16
Wie Blockaden und Krankheiten entstehen 20
Die natürlichen Selbstheilungskräfte 25
Raum und Zeit für Heilung 27
Handauflegen 29
Was ist Reiki? 30
Der Ursprung von Reiki 31
Mikao Usui 32
Die Einweihungsrituale 33
Die 5 Lebensregeln von Mikao Usui 35
Meditation mit den 5 Lebensregel 37
Die Wirkung von Reiki 39
Zur Reikipraxis 43
Einstimmung auf die Heilsitzung mit Reiki 46
Die Handpositionen 47
Reikikanal sein für andere Menschen 55
Gesetzeskunde 55
Kanal sein in der Praxis 57
Die Chakren 60
Chakrenausgleich 66
Entwicklungsmöglichkeiten mit dem 70
1. Reiki Grad 70
Intuition 70
Der Weg zu Deinem wahren Selbst 72
Wenn Erkenntnisse nicht umsetzt werden 74
Die Maske 75
Wie sieht Deine Maske aus? 76

Der Weg zurück	76
Begabung	78
Schutzritual	80
Der zweite Baustein nach Mikao Usui	82
Symbole	83
Mantren	84
Das 1. Symbol	85
Meditation mit dem CHOKU REI	88
Das 2. Symbol	89
Meditation mit dem SEI HEKI	91
Das 3. Symbol	92
Einsatz der Symbole in der Heilsitzung	94
Energetische Raumreinigung	96
Energetische Fernheilung	100
Andere Möglichkeiten mit Fernheilung	102
Nahrungsmittel aufladen	103
Die verschieden Bewusstseinsebenen	104
Die Wirkung Deiner Gedanken und Worte	105
Blockaden erkennen	108
Mentalheilung.	109
Arbeit mit dem inneren Kind	113
Entwicklungsmöglichkeiten mit dem	115
2. Grad	115
Der Schatten	115
Schattenarbeit	116
Reise in Deine innere Welt	117
Reise zum Strand	120
Erkenne Deinen Spiegel	123
Deinen Ängsten begegnen	124

Der 3. Baustein nach Mikao Usui	128
Das 4. Symbol	129
Zum Meister der Lebensenergie	130
Meditation mit dem 4. Symbol	131
Begleiterscheinungen in der Meditation	132
Lernaufgaben eines Reikilehrers	134
Einen neuen Reikimeister ausbilden	139
Gruppenarbeit	139
Entwicklungsmöglichkeiten mit dem	141
3. Grad	141
Erinnere Dich von Anfang an	143
Die Schwingung halten	146
Erfahrungsberichte mit Reiki	149
Markus	149
Kordula	152
Nadine	155
Yvonne	157
Weiterführende Literatur	159

Mein Weg mit Reiki

1995 führte mich mein Weg zu einem Reiki-Seminar. Ich wollte mich anmelden, doch es war kein Platz mehr frei. Für den Fall, dass jemand von den angemeldeten Teilnehmern absagen würde, gab ich meinen Namen und meine Telefonnummer an. Zwei Tage später bekam ich dann auch wirklich einen Anruf. Man teilte mir mit, dass nun doch noch für mich ein Platz frei geworden sei.

Aufgeregt kam ich am Samstagmorgen im Seminarraum an, ohne zu wissen, was Reiki überhaupt ist. Ich vertraute da ganz auf meine innere Führung. Wir waren eine Gruppe von elf Teilnehmern. Der Reikilehrer erzählte uns etwas über Reiki und seine Erfahrungen. Weiter erzählte er, dass man durch eine Einweihung, die von einem Reikimeister durchgeführt wird, die Fähigkeit bekomme, durch Handauflegen heilende Energien zu übertragen. Mein Verstand meldete sich sofort und sagte: „Ach du lieber Himmel, wo bin ich denn hier gelandet!"

Dann erhielten wir die erste Einweihung. Da er uns vorher nicht erzählt hatte, was er mit uns macht, war ich sehr aufgeregt und angespannt. Danach bildeten wir kleine Gruppen und praktizierten Reiki. Als ich mich dann hinlegen sollte, um Reiki zu empfangen, spürte ich viel Angst in mir. Ich machte es trotzdem. So viel Nähe mit fremden Menschen hatte ich noch nicht erlebt. Ich fing an zu weinen und konnte auch gar nicht mehr aufhören. Das ging den ganzen Tag so weiter. Immer wieder brach ich in Tränen aus. Ich konnte dies auch nicht unterdrücken.

Als ich am Abend nach Hause kam, konnte ich kaum noch aus meinen Augen schauen, so angeschwollen waren sie. Ich war völlig erschöpft, duschte und legte mich sofort in mein Bett und wollte nur noch alleine sein.

Am anderen Morgen wurden dann die restlichen Einweihungen vom Reikilehrer durchgeführt. Danach wurde wieder Reiki praktiziert. So machten wir alle unsere ersten Erfahrungen als Reikikanal.

Durch die Einweihung in den 1. Reiki-Grad trat meine feinstoffliche Wahrnehmung (Hellfühlen, Hellsehen, Hellhören) wieder voll ins Bewusstsein. Nicht jeder erlebt dies so wie ich. Es gehört zu meinem Lebensweg. Schon als Kind spürte ich mehr als andere Menschen in meinem Umfeld.

Einige Tage nach dem Seminar rief mich eine Frau mit Namen Gabriele an, die ich im Seminar kennengelernt hatte. Sie fragte mich, ob ich Lust hätte, mit ihr zusammen Reiki zu praktizieren. Sie erzählte, dass sie in der häuslichen Krankenpflege tätig wäre und auch so viele Menschen kennen würde, denen wir mit Reiki helfen könnten. Ich sagte zu. Als ich dann zu ihr fuhr, um sie etwas näher kennen zu lernen, war ich erstaunt. In ihrer Wohnung gab es kein Wohnzimmer. Sie nutzte diesen Raum als Behandlungszimmer. Mittendrin war eine große Behandlungsliege mit zwei Hockern. Ein Regal mit Musikanlage und eine kleine Sitzecke füllten eine Ecke des Zimmers. Wir gaben uns gegenseitig Reiki und redeten dann viel.

Wenige Tage später hatten wir dann unseren ersten Termin. Es war eine Frau, die seit einigen Wochen starke Schmerzen in ihrer linken Schulter hatte und ihren Arm kaum anheben konnte, sodass wir ihr beim Ausziehen ihrer Jacke helfen mussten. Sie legte sich auf die Liege. Wir stimmten uns auf Reiki ein und legten unsere Hände auf ihren Körper, um die Energie fließen zu lassen. Von meinem geistigen Führer wurde mir die Ursache ihrer Erkrankung mitgeteilt. Weiter sah ich innere Bilder. Ganz vorsichtig sprach ich die Frau an und teilte ihr meine Erkenntnisse mit. Sie bestätigte alles und begann zu weinen. Die emotionalen Blockaden fingen an, sich aufzulösen. Damit setzte der Heilungsprozess ein.

Ich sagte ihr, dass sie in ihrem Handeln etwas ändern solle, um nicht erneut Energien zu unterdrücken, was wieder zu neuen Blockaden führt. Als wir mit der Reikisitzung fertig waren, verabschiedete sich die Frau und fuhr nach Hause.

Am nächsten Tag rief mich Gabriele an und teilte mir mit, dass die Frau sich bei ihr telefonisch gemeldet habe und ihr voller Freude mitgeteilt hätte, dass sie keine Schmerzen mehr habe. Ich konnte es kaum glauben, freute mich aber.

So machten wir in den nächsten Wochen und Monaten weiter. Wenn Gabriele mit jemandem einen Termin vereinbarte, rief sie mich an und wir praktizierten zusammen Reiki. Fast jeden Tag kam jemand zu einer Reikisitzung, und das ging auch im nächsten Jahr so weiter. In dieser Zeit fuhren wir auch oft zu kranken Menschen nach Hause, die Gabriele durch ihren Beruf kennengelernt hatte. Einige, denen wir Reiki gaben, waren schon seit Jahre bettlägerig und Pflegefälle. Sie hatten MS oder andere schwere Erkrankungen. Weiter besuchten wir Menschen, die sich in den letzten Tagen ihres Lebens befanden. In allen Fällen konnten wir sehen, das

Reiki auf individuelle Weise etwas half, sei es, dass der Sterbende besser in die geistige Welt hinüber gehen konnte oder die schwer Erkrankten Linderung erfuhren.

Es waren ohne Ausnahme immer positive Erfahrungen mit Reiki, die wir machten.

Die Menschen waren so dankbar für unsere Hilfe. Da wir damals für die Reikibehandlungen noch kein Geld verlangten, bekamen wir immer mal wieder Geschenke wie Kaffee, Nahrungsmittel usw. Sie wollten uns aus Dankbarkeit etwas geben.

Immer wieder konnte ich beobachten, dass sich bei einer Erkrankung oder bei Schmerzen Blockaden auf allen Ebenen des menschlichen Daseins befanden.

Im Emotionalkörper waren unterdrückte Gefühle gespeichert und wurden durch Muskelanspannung weiterhin festgehalten. Im feinstofflichen Ätherkörper konnte die Lebensenergie ebenfalls nicht mehr fließen, und so kam es in einigen Bereichen zu einem Energiestau. Gleichzeitig waren andere Bereiche unterversorgt, wodurch Organe nicht mehr genug mit Lebensenergie versorgt wurden und erkrankt waren. All dies entstand, weil die Menschen nicht auf *ihre innere Stimme* hörten und nicht danach handelten. Falsche Glaubens- und Verhaltensmuster waren in ihnen gespeichert und führten sie unbewusst zu falschem Handeln. Da war so viel Angst.

So fing ich an, jedem Menschen eine Botschaft auf seinem Weg mitzugeben:

„Lerne wieder auf Deine innere Stimme zu vertrauen und danach zu handeln. Mache nur noch das, was sich für Dich gut anfühlt".

Während der Reikibehandlung kamen die Menschen oft ganz schnell in eine tiefe Entspannung, in der sich die Anspannung ihrer Muskulatur löste. Dadurch konnten die unterdrückten Gefühle wieder fließen und wollten nun zum Ausdruck kommen. Die Menschen fingen an zu weinen oder wurden richtig wütend und ihnen wurde vieles bewusst, was sie bisher unterdrückt hatten. Immer wieder konnte ich beobachten:

Wenn die unterdrückten Gefühle wieder anfangen zu fließen und zum Ausdruck kommen, setzt der Heilungsprozess ein. Doch das reicht nicht aus. Um auf Dauer gesund zu werden, muss der Mensch auch im alltäglichen Leben in seinem Handeln etwas ändern.

So machten Gabriele und ich sehr viele Erfahrungen. Zu diesem Zeitpunkt wusste ich noch nicht, dass ich mal als Reikilehrerin Seminare geben würde und dass diese wertvollen Erfahrungen die Basis meiner Seminare sein würden.

Wenn es mir selbst mal nicht so gut ging und sich wieder Blockaden bei mir auflösen wollten, konnte ich mir nun mit Reiki sehr gut helfen. Ganz schnell kam ich in einen tiefen meditativen Zustand. Dadurch kam ich viel schneller durch diese

Prozesse und fand mein inneres Gleichgewicht schneller wieder. Es wurde alles viel, viel leichter.

Ich erkannte, das Reiki eine Heilmethode ist, die uns wieder in Einklang mit dem Fluss des Lebens bringt.

Eineinhalb Jahre nach der ersten Einweihung ließ ich mich in den 2. Reiki Grad einweihen und einige Zeit danach auch in den 3. Reiki Grad und wurde Reiki Lehrerin. Es machte mir große Freude, andere Menschen in Reiki einzuweihen und mitzuerleben, wie sie sich weiter entwickelten.

Dann kam eine längere berufliche Auszeit in mein Leben, in der ich Reiki nur noch für mich praktizierte. Ich war in ein altes Verhaltensmuster gefallen, indem ich nur noch für andere Menschen da war, aber nicht mehr genug Zeit hatte für mich. Gesundheitliche Probleme waren die Folge. ***Reiki wurde für mich zu meiner täglichen Heilmeditation.***
In dieser Zeit verstärkte sich der Kundaliniprozess, in dem ich mich seit Jahren befand, um ein Vielfaches. Er führte mich in die tiefsten Bereiche meiner Seele und ließ mich erwachen, zu einem höheren Bewusstsein.
Diese Zeit war nicht einfach. Nach und nach kamen alte Verletzungen ins Bewusstsein, sei es aus diesem oder einem früheren Leben. Dank meiner geistigen Führung erkannte ich, was ich aus all diesen Erfahrungen lernen konnte. Dadurch viel es mir leichter, das Leben mit allen seinen unterschiedlichen Erfahrungen immer mehr anzunehmen. Ängste lösten sich auf und ein tiefer Frieden nahm den Platz ein. Krankheiten lösten sich auf und ich spürte immer mehr

Liebe zum Leben und zu allem, was ist. Reiki war für mich in diesem Prozess wie ein Geschenk des Himmels.
Weiter trat durch die tägliche Praxis mit Reiki meine Gabe, dass ich ein Medium bin, wieder ins Bewusstsein.

Reiki beschleunigt unsere Entwicklung um ein Vielfaches und wir erwachen nach und nach aus einer tiefen Unbewusstheit. Verborgene Talente werden wieder bewusst. Unser Leben gestaltet sich ganz neu aus der inneren Führung heraus.

Nach über 20 Jahren mit Reiki hatte ich das Bedürfnis, mein Reikibuch ganz zu überarbeiten. Ich entschied mich dann, das alte Buch Reiki – Den Himmel auf die Erde bringen - ganz aufzulösen. So entstand dieses neue Buch, das Du heute in Deinen Händen hältst. Weiter habe ich den Schwerpunkt verändert. Vor vielen Jahren war der Schwerpunkt meines alten Buches noch, wie man anderen Menschen als Reikikanal dient, so hatte ich es damals selbst gelernt.
In diesem neuen Buch ist der Schwerpunkt nun, wie man Reiki täglich für sich praktiziert. Weiter findest Du viele Infos und Übungen in diesem Buch, die Dir helfen können, Licht in Deine verdrängten Schattenanteile und verdrängten Seelenaspekte zu bringen. Diese Übungen sollten von Menschen, die an psychischen Erkrankungen leiden, nur unter therapeutischer Aufsicht durchgeführt werden.

Der Weg ist es, unsere Einzigartigkeit zu erkennen und zu leben. So nehmen wir unseren Platz im großen Ganzen ein. Wir gehen dabei durch viele Heilungsprozesse, doch durch die tägliche Heilarbeit mit Reiki geht vieles einfacher. Wir erwachen nach und nach wieder aus einem tiefen unbewussten Schlaf......

Reiki

Der 1. Grad

Leben

*Leben ist Tanz von Energien,
fortwährender Wandel.*

*Gott ist ewiges Sein,
so wie auch Du ewig bist,
denn Du bist ein Teil von Ihm.*

*Unendliches Meer von Energien,
Tanz des ewigen
      Seins.*

Die Energiekörper und der Energiekanal

Bevor ich Dich Schritt für Schritt in den 1. Baustein des Reiki Systems nach Mikao Usui einführe, möchte ich Dir erst einmal die feinstofflichen Bereiche des menschlichen Daseins näher bringen, denn wir sind viel mehr, als der materielle Körper.

Für viele Menschen, die sich in den 1. Reiki Grad einweihen lassen, ist es der erste Schritt in die feinstofflichen Bereiche. Hier hat der Verstand, der bisher in vielen Bereichen unseres Lebens die Führung hatte, keinen Zugang mehr.

Ab hier geht es um die eigenen Erfahrungen und das Vertrauen in sich selbst.

Das Wissen um die feinstofflichen Energiekörper und Chakren (Energiezentren) ist so vielschichtig und umfangreich, dass die Hinweise dazu in diesem Buch wirklich nur eine kleine Einführung sind. Weiter möchte ich Dir näher bringen, wie Krankheiten entstehen.

Der Ätherkörper

Der Mensch besteht nicht nur aus seinem physischen Körper, er hat auch noch mehrere feinstoffliche Körper. Einer dieser Körper ist der Ätherkörper. Er nimmt in etwa den gleichen Platz ein, wie unser physischer Körper. So wie der physische Körper durchzogen ist von Adern und Venen, so ist der Ätherkörper durchzogen von den Meridianen und Nadis (feinstoffliche Energiebahnen), über die unser Körper mit Lebensenergie versorgt wird.

Im Ätherkörper liegt nun auch ein Kanal (siehe Skizze), über den wir Lebensenergie aufnehmen. Die Energie tritt an der höchsten Stelle über dem Kopf in den Kanal ein, fließt dann über die Meridiane und Nadis (feinstoffliche Energiebahnen) zu den einzelnen Körperbereichen und Organen und versorgt diese mit Lebensenergie. Weiter strömt ein Teil wieder über unsere Hände, Füße und Chakren (Energiezentren) in den universellen Kreislauf zurück.

Dieser Kanal ist bei einem neugeborenen Kind noch vollständig geöffnet. Es unterdrückt noch keine Gefühle und drückt seine ganze Lebendigkeit noch aus. Leider bleibt dies nicht lange so.

Der Emotionalkörper

Der Emotionalkörper ist unser Gefühlskörper. Durch ihn fließt die Lebensenergie in Form von Gefühlen. Hier sind alle unsere unterdrückten Ängste, Aggressionen, Trauer usw. gespeichert. Fast alle Verspannungen in unserem materiellen Körper beinhalten unterdrückte Gefühle. Diese haben eine bestimmte Schwingung, die wir nach außen senden. Sie ziehen gleiche Energieschwingungen aus der Umgebung an. So kommen wir immer wieder in unsere Ängste, Wut usw. hinein.

Aus diesem Kreislauf kommen wir nur heraus, wenn wir diese unterdrückten Gefühle ins Bewusstsein heben und auflösen. Weiter ist es notwendig, in unserem Denken und Handeln etwas zu ändern, um nicht wieder erneut Gefühle zu unterdrücken. Viel Mut gehört dazu.

Der Mentalkörper

Der Mentalkörper ist der Träger unserer Gedanken, Ideen, des logischen Denkens und des Unterscheidungsvermögens. Hier empfangen wir auch die Botschaften unserer inneren Stimme, die unseren Lebensplan kennt. Diese Botschaften kommen als Impulse zu uns, um in die Tat umgesetzt zu werden.

Dieser Energiekörper ist auch der Speicher von Regeln (Programmen), die wir als Kind von unseren Eltern übernommen haben. Beispiele: „So darfst du nicht reden, Indianer kennen keinen Schmerz, das ist nicht gut für Dich, Du darfst das nicht, Du kannst das nicht usw." Solche Programme beeinflussen einen Menschen oft sein ganzes Leben.

Viele Programme sind Einschränkungen, die uns daran hindern, die Impulse unserer inneren Stimme wahrzunehmen und zu leben. Dadurch kann die Lebensenergie nicht frei durch unsere Körper fließen und sich ausdrücken.

Wie Blockaden und Krankheiten entstehen

Unterdrückung der Individualität

Jeder Mensch ist ein einzigartiger Ausdruck der göttlichen Quelle. Mit seiner Geburt kommt er auf die Erde, um seine Einzigartigkeit zu leben und zu erfahren.

Er ist nach seiner Geburt noch vollständig mit der Quelle verbunden. Seine Energiekanäle sind noch vollständig geöffnet und die Lebensenergie kann noch frei durch ihn hindurchfließen.

In den ersten Jahren macht ein junger Mensch nun immer wieder die Erfahrung von Strafe und Ablehnung. Mit der Zeit bildet sich der falsche Glaubenssatz: ***Wenn ich so bin, wie ich bin, werde ich abgelehnt und dann bin ich ganz allein***. Er hat Angst vor Trennung und möchte das Gefühl von Gemeinschaft und Verbundenheit nicht verlieren.

Die Urangst entsteht. Angst, der Mensch zu sein, der er ist. Das Urvertrauen geht verloren.

Hieraus entwickeln sich weitere Ängste: Angst, eine andere Meinung oder einen eigenen Geschmack zu haben, sich für etwas anderes zu entscheiden usw. Er handelt immer öfter so, wie die anderen Menschen in seinem nahen Umfeld und passt sich immer mehr den anderen an, um ja nicht abgelehnt zu werden und um nicht allein zu sein.

Seine Individualität geht verloren.

Je mehr der junge Mensch sein Handeln nach außen anpasst, umso mehr Ängste entstehen in ihm.

>   Angst vor Ablehnung
>   Angst nicht gut genug zu sein
>   Angst vor Gewalt
>   Angst nicht geliebt zu werden
>   Angst vor emotionalen Verletzungen
>   Angst allein zu sein

Ein falsches Selbstbild entsteht und festigt sich.

Er fängt an, Rollen zu spielen. Weiter übernimmt der junge Mensch unbewusst viele falsche Glaubenssätze und Verhaltensmuster von den Eltern und von seinem Umfeld, die über viele Generationen in gutem Glauben weiter gegeben wurden.
Diese vielen Ängste führen zu Enge und Anspannung im Körper. Die falschen Glaubenssätze führen zu Verhaltensmustern, die das natürliche Fließen der Lebensenergie behindern und an einigen Stellen zum Stillstand bringen. Krankheiten entstehen.

Wir Menschen machen uns also unbewusst selbst krank.

Hier nun einige Beispiele von falschen Glaubenssätzen:

>   Ich muss immer lieb sein.

Wenn ich wütend bin, bin ich böse.

Wenn Erwachsene reden, habe ich den Mund zu halten.

Ich bin dumm.

Ich bin hässlich.

Ich kann das nicht.

Jungen weinen nicht.

Ich muss immer stark sein.

Weinen ist Schwäche.

Wenn ich mich öffne, werde ich nur verletzt.

Das Leben ist hart.

Was die Erwachsenen sagen, ist immer richtig.

Durch Reiki kommen wir wieder Schritt für Schritt näher in Kontakt mit uns selbst, mit unserer Seele und mit unserer Individualität.

Ziel ist es, die Urangst aufzulösen und wieder unsere Einzigartigkeit zu leben und zu erfahren.

Was für den einen Menschen wichtig und richtig ist, kann für einen anderen Menschen ganz anders sein. Wir sollten wieder dahin kommen, unsere Wahrheit und Individualität zu leben und auch anderen Menschen dies zugestehen, ohne sie missionieren zu wollen und zu meinen, dass nur das, was wir leben richtig ist.

Je mehr wir wieder unseren persönlichen Weg gehen, je zufriedener, glücklicher, erfüllter und gesünder sind wir. Auf diese Art können wir uns selbst wieder heilen.

Stress und Überforderung

Stress, Lärm und Hektik bestimmen heute unser Leben. Täglich stürmen mehr Eindrücke auf uns ein, als wir verkraften können.

Das gesunde Maß wird schon lange überschritten. Selbst im Urlaub geben wir dem Körper nicht mehr die Entspannung und Ruhe, die er braucht, um sich wieder regenerieren zu können. Unbewusst spannen wir uns an, um uns vor diesen vielen Einflüssen, die auf uns einströmen, zu schützen. Muskelverspannungen, geistige Überaktivität und starke Unruhe entstehen.

Dauerhafter Stress führt zur Schwächung des Immunsystems und das vegetative Nervensystem kommt aus dem Gleichgewicht, was sich auf das ganze Körpergeschehen auswirkt (Herz-Kreislaufbeschwerden, Herzrhythmusstörungen, kalte Hände und Füße, Störungen im Magen und Darmbereich und vieles mehr). Körper, Geist und Seele sind in Disharmonie.

Ungelöste Themen aus vergangene Leben

Wir alle haben schon viele Leben gelebt und viele unterschiedliche Erfahrungen gemacht. Auch ungelöste traumatische Themen aus vergangene Leben können auf das jetzige Leben und die Gesundheit einen großen Einfluss ausüben,

weil sie noch in uns gespeichert sind. So kann eine traumatische Erfahrung aus einem früheren Leben die Ursache für eine momentane Krankheit sein und will nun verarbeitet werden.
Wird diese Erfahrung in der Heilsitzung mit Reiki bewusst gemacht und verarbeitet, kann Heilung geschehen.

Falsche Ernährung
Alles was wir täglich essen, schwingt in einer bestimmten Schwingung und hat seine Wirkung auf unseren Körper und unsere Gesundheit. Viele Menschen stopfen täglich sehr viel „Müll" in sich hinein, was auf Dauer ganz klar zu Erkrankungen führt.

Krankheit auf den verschiedenen Ebenen
Auf der körperlichen Ebene ist ein Schnupfen ein Schnupfen und ein Tumor ein Tumor. Im Ätherkörper sind ein Schnupfen und ein Tumor eine Energieblockade.
Im Gefühlskörper sind beide Erkrankungen unterdrückte Gefühle. Im Mentalkörper sind beide Erkrankungen falsche Glaubenssätze, die zu falschem Handeln führen, wodurch das natürliche Fließen der Lebensenergie in den verschiedenen Körpern des menschlichen Daseins behindert wird. Diese falschen Glaubenssätze sind oft die wahre Ursache von Krankheiten.

Heilung kann nur geschehen, wenn alle Ebenen des Menschen mit einbezogen werden.

Die natürlichen Selbstheilungskräfte

In jedem lebenden Organismus wohnt eine natürliche Selbstheilungskraft, die, sobald eine Verletzung oder Erkrankung vorliegt, aktiv wird. Wenn Du Dich zum Beispiel in den Finger schneidest, wird durch diesen Impuls über Dein Gehirn ein Selbstheilungsprozess in Gang gesetzt. Über das Blut werden der verwundeten Stelle Deines Körpers vermehrt weiße Blutkörperchen zugeführt, die dafür sorgen, dass keine Bakterien oder sonstige Keime in Deinen Blutkreislauf eindringen können, um noch größeren Schaden anzurichten. Gleichzeitig wird ein Prozess in Gang gesetzt, der dafür sorgt, dass die Blutung zum Stillstand kommt. Der Selbstheilungsprozess arbeitet ununterbrochen und nach einigen Tagen siehst Du fast gar nichts mehr von der Verletzung. Auch bei emotionalen Wunden arbeitet der Selbstheilungsprozess.

Leider kann die Selbstheilungskraft geschwächt werden, wenn über einen längeren Zeitraum das Gleichgewicht von Aktivität und Ruhe verloren geht. Bei sehr vielen Menschen in der heutigen Zeit ist dies der Fall. Sie sind durch falsche Verhaltensmuster nur noch in der Überaktivität und geben dem Körper nicht mehr die Ruhe, die er braucht.

Alle Lebensenergie geht in ein überaktives Leben. Das schwächt die Selbstheilungskraft um ein Vielfaches. Die Menschen fühlen sich mit der Zeit ausgebrannt und werden krank.

Die Aktivierung der Selbstheilungskräfte durch Reiki kann diese wieder stärken und den Heilungsprozess bei Verletzungen oder Krankheiten beschleunigen. Doch damit die natürliche Selbstheilungskraft ihre Arbeit tun kann, um Dich wieder zur Heilung zu führen, solltest Du ihr auch die Möglichkeiten geben.

Hier einige Beispiele
Die tägliche Praxis von Reiki, um Deine Selbstheilungskräfte zu aktivieren.

Gesunde Ernährung und das richtige Maß von Aktivität und Ruhe für Deinen materiellen Körper.

Ruhe und einen geschützten Raum, um Deine emotionalen Wunden zu erkennen und um Deine Gefühle fließen zu lassen. Dies gehört zum Heilungsprozess einer emotionalen Wunde.

Saubere Räume, in denen Du lebst. Durch Unsauberkeit können sich negative Energien eher festsetzen. Auch solltest Du Deine Räume immer mal wieder energetisch reinigen.

Dich von Orten und Menschen fernhalten, die nicht gut für Dich sind.

Immer ohne Ausnahme auf Deine innere Stimme hören.

Raum und Zeit für Heilung

Wenn sich bei Dir eine körperliche Erkrankung zeigt, sollte dies für Dich *immer* ein Hinweis sein, dass die natürliche Balance in Deinem Körper und auch in einem Deiner Lebensbereiche gestört ist.

Krankheit ist immer ein Zeichen von falschem Denken und Handeln und will dies bewusst machen.

Beachte diesen Hinweis, denn dann braucht es erst gar nicht zu noch schwereren Erkrankungen zu kommen.

Nimm die Erkrankung oder den Schmerz vollständig an.

Denke nicht innerlich: »Ich will diesen Schmerz nicht haben, er soll sofort aufhören«. So blockierst Du nur den Heilungsprozess. Übernimm die volle Verantwortung dafür, denn Du selbst hast Dir durch falsches Denken und Handeln die Krankheit geschaffen. Dies geschah in den meisten Fällen unbewusst.
Ziehe Dich in einen ruhigen Raum zurück, indem Du ganz für Dich sein kannst.

Jetzt ist Zeit und Raum nur für Dich.

Setze oder lege Dich hin und stimme Dich auf Reiki ein. Denke nach und nach an Deine verschiedenen Lebensbereiche wie: Partnerschaft, Arbeit, Familie, Freundschaften usw. Spüre dabei in Dich hinein. Was fühlst Du? Der Kontakt zu

Deinen Gefühlen ist nun sehr wichtig, um an die Ursache Deiner Erkrankung zu kommen.
Wenn Du schon längere Zeit etwas unterdrückt hast, kann es sein, dass es nicht sofort klappt. Habe Geduld! Versuche es, wenn es notwendig ist mehrmals täglich. Wenn Du wieder in Kontakt mit Deinen Gefühlen kommst, lasse sie zu. Weine oder schreie Deine Wut für Dich heraus. So kommt nach und nach die Erkenntnis ins Bewusstsein, in welchem Lebensbereich Du Dich selbst zurückgenommen hast, oder so nicht mehr leben kannst, was die Ursache Deiner Erkrankung ist.

Wenn die unterdrückten Gefühle anfangen zu fließen, setzt der Heilungsprozess ein.

Wichtig ist, dass Du Dir die Zeit für diesen Prozess nimmst. Ebenfalls solltest Du, wenn Du wieder in eine ähnliche Lebenssituation kommst, anders handeln (auf die innere Stimme hören), um nicht wieder Energien zu unterdrücken, denn dann wirst Du sofort wieder krank.
Denke immer daran, Du hast Dich selbst krank gemacht und Du kannst Dich auch selbst wieder heilen.

Wichtig: Wenn Du nicht allein weiter kommst, nehme Hilfe in Anspruch, sei es von einem Arzt, Heilpraktiker oder einem Psychotherapeuten. Lehne keine Hilfe ab.

Handauflegen

Was machst Du intuitiv, wenn Du zum Beispiel Bauchschmerzen hast oder Dir das Knie gestoßen hast? Ohne darüber nachzudenken, legst Du Deine Hände darauf oder streichst ganz sanft darüber. Die Wärme (Energie), die aus Deinen Händen strömt, entkrampft und entspannt diesen Bereich. Nach einiger Zeit lässt der Schmerz (Energiestau) nach.

Auch Mütter und Vater streichen intuitiv sanft mit ihren Händen über schmerzende Stellen bei ihren Kindern, ohne darüber nachzudenken.

Handauflegen ist eine angeborene, natürliche, sanfte Heilmethode, die wir fast täglich intuitiv praktizieren.

Leider verstopfen mit den Jahren durch Unterdrückung von Energien und Gefühlen die Energiekanäle immer mehr, sodass der angeborene Heilstrom aus den Händen immer schwächer wird.

Dies ändert eine Einweihung in Reiki, indem die Kanäle wieder gereinigt werden und der Heilstrom sogar noch verstärkt wird.

Was ist Reiki?

Das Wort Reiki heißt übersetzt in unserer Sprache „universelle Lebensenergie."

Diese Energie durchströmt alles, was lebt, und ist die Basis allen Lebens. Kann sie in ihrer Natürlichkeit fließen, führt sie zu Wachstum, Entwicklung und Harmonie.

Reiki ist ein Einweihungsweg in eine uralte Heilmethode, in der durch eine Technik die Energie des Lebens kanalisiert und verstärkt wird. Durch Auflegen der Hände auf den Körper strömt dann die Energie in diese Bereiche ein. Dadurch werden die Selbstheilungskräfte aktiviert, vorhandene Energieblockaden lösen sich auf und das Energiegleichgewicht wird wieder hergestellt.

Die Ursache der Krankheit tritt sanft ins Bewusstsein. Hier liegt der Schlüssel für bleibende Heilung.

Reiki ist ein Weg, die eigene Persönlichkeit zu entwickeln und zu entfalten. So können wir selbst etwas für unsere Gesundheit dazu tun.

Die tägliche Praxis mit Reiki bringt uns wieder in Einklang mit dem Fluss des Lebens.

Es ist nach der Einweihung in den 1. Reiki Grad auch möglich, anderen Menschen als Energiekanal zu dienen, um so die Selbstheilungskräfte dieses Menschen zu aktivieren.

Diese Einweihungstechnik, bei der die verstopften Energiekanäle wieder vollständig geöffnet und gereinigt werden, war bis Anfang des 20. Jahrhunderts nur tibetischen Mönchen im Kloster und wenigen Auserwählten möglich.

Dank eines Japaners mit Namen Mikao Usui ist es seitdem möglich, dass alle Menschen, die sich für dieses Wissen öffnen, Zugang dazu haben.

Der Ursprung von Reiki

Die Geschichte des Reiki und seine Praxis wurden früher immer nur mündlich vom Lehrer zum Schüler weitergegeben und war geheim. Heute ist dieses Wissen kein geheimes Wissen mehr. Es ist in vielen Büchern veröffentlicht worden. Nur die Einweihungen werden immer noch von einem eingeweihten Reikilehrer oder einer Reikilehrerin durchgeführt. Hier nun die am weitesten verbreitete Geschichte vom Ursprung des Reiki. Ob es sich wirklich so zugetragen hat, kann niemand mit hundertprozentiger Sicherheit sagen. Doch ich meine, das ist auch gar nicht so wichtig. Meiner Meinung nach ist dieses uralte Wissen auch nie verloren gegangen und musste wieder neu entdeckt werden, wie viele Reikimeister es heute weiter geben. Wenn wir in die Vergangenheit zurück schauen, dann sehen wir, dass es gar nicht möglich war, sich öffentlich über dieses Wissen auszutauschen. Man denke zum Beispiel nur an die Hexenverbrennungen.

Ein neues Zeitalter hat begonnen. Heute ist es möglich, sich über altes Wissen, das früher geheimes Wissen war, öffentlich auszutauschen.

Jeder Mensch, der offen ist, hat heute Zugang zu Reiki.

Wir sind in der menschlichen Entwicklung einen großen Schritt nach vorne gegangen.

Mikao Usui

Anfang des 20. Jahrhunderts machte sich ein Mann mit Namen Mikao Usui auf den Weg, um Zugang zu dem alten Wissen zu bekommen, wie Jesus durch Handauflegen geheilt hat. Die Frage ließ ihn nicht los. Nach vielen Jahren der Suche fand er in alten Schriften Hinweise und Symbole, konnte aber nicht viel damit anfangen.
Er stieg auf einen hohen Berg und ließ sich auf eine 21-tägige Meditation und Fastenzeit ein. Am letzten Tag sah er ein helles Licht auf sich zukommen. Er empfing eine geistige Einweihung und das uralte Wissen. Er gab dieser Technik mit seinen Einweihungen den Namen Reiki.
Viele Jahre sammelte Herr Usui Erfahrungen mit dieser Technik. Er erkannte, dass Energieübertragung allein nicht ausreicht, um bleibend gesund zu werden.

Der Mensch muss auch in seinem Denken und Handeln etwas ändern, um nicht erneut Energien zu unterdrücken und so wieder krank zu werden.

Eines Tages empfing er in einer Heilmeditation intuitiv 5 Lebensregeln, die heute zum Basiswissen des Reiki gehören. Diese Lebensregeln sollen uns helfen, zu einer positiveren Lebensführung zu kommen, was nicht nur unsere Lebensqualität verbessert, sondern auch die unserer Mitmenschen. Zum weiteren Verlauf der Geschichte des Reiki findest Du in anderen Büchern über Reiki viele Informationen.

Die Einweihungsrituale

Zu jedem Reiki Grad gehört ein Einweihungsritual. Hierbei werden die Energiekanäle wieder vollständig geöffnet und gereinigt, was den Energiestrom um ein Vielfaches verstärkt.

Gleichzeitig wirst Du wieder vollständig mit der Quelle allen Lebens verbunden.

Jeder erlebt diese Einweihungen anders. Es hat etwas mit dem Entwicklungsstand des Menschen zu tun, in dem er sich gerade befindet.

Reiki holt also den Menschen immer da ab, wo er gerade steht.

Jede Einweihung bringt durch die Anhebung der Energie einen Entwicklungsschub mit sich, soweit man es geschehen lässt. Dieser löst einen inneren Reinigungsprozess aus. Verdrängte Gefühle und Gedanken kommen nach und nach wieder ins Bewusstsein. Es kann sein, dass Du in den nächsten Wochen nach einer Einweihung vielleicht öfter mal weinen musst, oder sehr traurig wirst. Jeder macht da andere Erfahrungen. Doch das geht vorbei und gehört zum Reinigungsprozess dazu.

Immerhin haben uns die unterdrückten Gefühle und Gedanken krank gemacht. Es ist gut, dass sie sich nun auflösen. Es ist ein ganz natürlicher Prozess.

Mit jeder Einweihung, kommen wir wieder mit einem bestimmten feinstofflichen Bereich von uns in Kontakt, den wir irgendwann einmal ganz oder teilweise verloren hatten. Ziel ist es, nach und nach alle Blockaden zu lösen, damit die Lebensenergie wieder in ihrer Natürlichkeit durch unseren Körper fließen kann.
Nach dem 4. Durchgang wird ein Schutz errichtet, der dazu dient, dass Du keine Krankheiten von Menschen aufnimmst, denen Du als Kanal dienst.
Mit der Einweihung in den 1. Grad kommst Du wieder bewusster in Kontakt mit Deinem Ätherkörper (Energiekörper) und Deinen Gefühlen.

Die 5 Lebensregeln von Mikao Usui

1. Für heute lasse ich alle Sorgen los.
Mit Gedanken und Gefühlen erschaffst Du Deine Realität. Wenn Du Dir zum Beispiel immer wieder Sorgen machst, nicht genug Geld zu haben oder krank zu werden, wird es auch so kommen. Deine Gedanken und Gefühle werden Realität. Wenn sich bei Dir Sorgen einstellen, lenke Deine Gedanken und Gefühle in eine positive Richtung.

2. Für heute lasse ich allen Ärger los.
Das heißt nicht, dass Du diese Gefühle unterdrücken sollst, denn dann wirst Du krank. Überprüfe, was Dich immer wieder ärgert und was Du selbst ändern kannst, sei es in Deinem Denken oder Handeln. Setze die Energie für eine positive Veränderung ein.

3. Ich bin dankbar für das, was ich erhalte.
Aus allem, was im Leben auf Dich zukommt, kannst Du lernen. Alle Erfahrungen in Deinem Leben waren wichtig und richtig. Sie haben Dich zu dem Menschen gemacht, der Du heute bist. Wenn in Deinem Leben Erfahrungen auf Dich zukommen, bei denen Du fragst „warum", erkenne Deine Lernaufgabe. Versuche aus allem das Beste zu machen und zu lernen.

4. Ich verdiene mein Brot mit ehrlicher Arbeit.
Lerne, in allen Lebensbereichen ehrlich zu sein. Was Du säst das erntest Du. Sicherlich möchtest Du doch auch, dass man ehrlich zu Dir ist.

5. Ich begegne allen Wesen mit Liebe und Achtung.
Liebe Deinen Nächsten wie Dich selbst. Da, wo es Dir noch schwer fällt, sind noch Lernaufgaben für Dich. Vielleicht ist da noch ein alter Schmerz, den Du noch nicht verarbeitet hast, oder der Mensch spiegelt Dir etwas wieder, was Du in Dir und damit auch an ihm ablehnst. Schaue Dir immer wieder den Spiegel an.

Für alles, was Dir im Leben begegnet, bist Du selbst verantwortlich. Die Ursache dafür liegt in Dir. Die Außenwelt dient Dir als Spiegel Deines Inneren.

Meditation mit den 5 Lebensregel

Schließe Deine Augen.

Lege Deine Hände auf Dein Herzchakra.

Lenke nun Deine Aufmerksamkeit auf Deinen Atem.

Spüre, wie er kommt und geht, ohne etwas zu beeinflussen.

Alles ist richtig so, wie es ist.

Spüre auch den Kontakt von Deinen Füßen zum Boden.

Von Deinem rechten Fuß,

weiter auch von Deinem linken Fuß.

Über Deine Füße bist Du verbunden mit Mutter Erde.

Gehe nun mit Deiner Aufmerksamkeit zu Deinem Herzzentrum und spreche in Gedanken einige Male ganz ruhig den Satz:

Für heute lasse ich alle Sorgen los.

Spüre dabei in Dich hinein, welche Wirkung diese Worte auf Dich haben.

Sprecha nun in Gedanken einige Male ganz ruhig den Satz:

Für heute lasse ich allen Ärger los.

Spüre dabei in Dich hinein, welche Wirkung diese Worte auf Dich haben.

Sprecha nun in Gedanken einige Male ganz ruhig den Satz:

Ich bin dankbar für alles, was ich erhalte.

Spüre dabei in Dich hinein, welche Wirkung diese Worte auf Dich haben.

Spreche nun in Gedanken einige Male ganz ruhig den Satz:

Ich verdiene mein Brot mit ehrlicher Arbeit.

Spüre dabei in Dich hinein, welche Wirkung diese Worte auf Dich haben.

Spreche nun in Gedanken einige Male ganz ruhig den Satz:

Ich begegne allen Wesen mit Liebe und Achtung.

Spüre dabei in Dich hinein, welche Wirkung diese Worte auf Dich haben.

Beende nun die Übung und richte Deine Aufmerksamkeit wieder auf Deinen ganzen Körper.

Atme einige Male wieder tiefer ein und aus.

Recke und strecke Dich und öffne Deine Augen.

Sicherlich hast Du bei der Übung gespürt, dass sich durch diese Sätze ein tiefer Frieden in Dir ausbreitet. Dein Geist wird ruhig, was sich auf Dein ganzes Körpergeschehen auswirkt.

Mache diese Übung immer wieder, wenn sich Sorgen, Ängste usw. einschleichen, wenn möglich, täglich, damit Du sie verinnerlichst.

Die Wirkung von Reiki

Wenn Du Reiki praktizierst, wird Deine Aufmerksamkeit, die sonst fast nur noch nach außen gerichtet ist, nun nach innen gerichtet. Du kommst wieder mehr mit Dir in Kontakt, mit Deinem Körper, Gefühlen, Gedanken und Deiner Seele.

Lebensenergie, die sonst über die Handchakren wieder nach außen in den universellen Kreislauf zurückfließt, wird durch das Handauflegen Deinem feinstofflichen Körper zugeführt. Von da aus fließt die Energie weiter in den materiellen Körper und in die höher schwingenden Körper. Es ist, als wenn Du Deine Batterie auflädst.

Dein Körper kommt in eine tiefe Entspannung. Dadurch lösen sich Anspannungen in der Muskulatur und alles wird wieder besser durchblutet. Weiter kommt es zu einer Harmonisierung des vegetativen Nervensystems, was sich auf das ganze Körpergeschehen positiv auswirkt.

Die körpereigenen Selbstheilungsprozesse werden aktiviert. Heilungsprozesse werden so unterstützt und beschleunigt.

Du bist durch die tägliche Reikipraxis nicht mehr so anfällig für Krankheiten, also viel gesünder.

Stress wird abgebaut.

Die Lebenskraft wird gestärkt. Du bist nun wieder viel vitaler.

Energieblockaden lösen sich auf. Weiter wird das Energiegleichgewicht der Energiekörper untereinander wieder hergestellt.

Verschüttete Gefühle werden nach und nach sanft freigesetzt. Du musst vielleicht öfter mal weinen oder Du wirst so richtig wütend. Dadurch kann der Eindruck entstehen, dass es Dir mit Reiki noch schlechter geht als ohne Reiki, doch dies ist nur vorübergehend. Lasse all dies geschehen, denn nur so können alte Wunden heilen. Unterdrückst Du dies, kommt es erneut zu Blockaden.

Giftstoffe werden ausgeschieden. Du musst vorübergehend vielleicht mehr Wasser lassen oder Du schwitzt vermehrt. Das geht vorbei und gehört zum Heilungsprozess dazu.

Jedes Mal wenn Du Reiki praktizierst, öffnet sich Dein Herzchakra ein wenig mehr.

Immer öfter erlebst Du mehr Liebe für Dich selbst und für Deine Mitmenschen.

Dein Geist kommt zur Ruhe.

Du kommst in einen meditativen Zustand. Dadurch kommst es zu einer Bewusstseinserweiterung und Du hast dadurch Zugang zu innerem Wissen, das Dir vorher verborgen blieb.

Du nimmst wieder Deine innere Stimme mehr wahr und erkennst immer besser, was gut für Dich ist und kannst so immer besser von dem loslassen, was Dir schadet.

Deine verschiedenen Körper vereinigen sich und bilden wieder eine Einheit. (Körper, Geist und Seele)

Du erlebst alles, was ist, viel intensiver und lebendiger.

Reiki wirkt auf allen Ebenen des menschlichen Daseins und auf die Ursache einer Krankheit, um diese aufzulösen.

Bedenke!
Nur eine Energieübertragung allein führt nicht zur bleibenden Heilung. Es ist auch notwendig, in Deinem Denken und Handeln etwas zu verändern, da sonst immer wieder erneut Energie unterdrückt wird!!! Du kannst Blockaden mit Reiki auflösen, aber beständige Heilung tritt erst ein, wenn Du auch im Leben etwas änderst!!!

Weitere Erfahrungen mit Reiki
Reiki unterstützt alle möglichen Heilverfahren wie: Heilfasten, Körperarbeit, Schulmedizin usw. Der Heilungsprozess wird positiv unterstützt, weil Reiki auf den Ebenen wirkt, wo Medikamente keine Wirkung haben, weil diese nur auf den materiellen Körper beschränkt sind.

Reiki bei Menschen im Sterbeprozess

Menschen, die im Sterbeprozess sind, kämpfen oft bis zum letzten Atemzug, was ihren Lösungsprozess vom Körper zunehmend erschwert. Der Sterbeprozess wird zur Qual. Reiki hilft dem Sterbenden bei seinem Übergang in die geistige Welt. Er hört auf zu kämpfen und kann sich leichter vom Körper lösen. Reiki dient ihm als Brücke zwischen den Welten.

Reiki bei Krebskranken

Bei Menschen, die an Krebs erkrankt sind, wird immer Chemotherapie oder Strahlentherapie eingesetzt. Dadurch kommt es oft zu starken Nebenwirkungen und das ganze Energiesystem wird stark geschwächt. Diese Menschen fühlen sich schlapp und kraftlos.

Aus Erfahrungen mit Menschen, die an Krebs erkrankt waren, habe ich beobachtet, dass diese sich nach solchen Therapien mit Reiki viel schneller regenerierten. Ideal wäre, wenn diese Menschen während einer Chemotherapie täglich mit Reiki behandelt würden.

Zur Reikipraxis

Nimm Dir jeden Tag ca. eine halbe Stunde Zeit für Dich und praktiziere Reiki als Heilmeditation, Raum und Zeit nur für Dich. Wenn es uns gut geht, tritt dies schnell in den Hintergrund. Doch lasse es nicht geschehen. Reiki sollte zu einem festen Bestandteil Deines Lebens werden. Dazu gehört auch Selbstdisziplin.

Nur wenn es Dir gut geht, kannst Du auch für andere da sein.

Um sich gut entspannen zu können, ist ein ruhiger Raum sehr wichtig. Achte darauf, dass Du während Deiner Heilsitzung nicht gestört wirst, da es sonst durch das Erschrecken, zu Herzrasen und Unruhe kommen kann. Weiter kommt es zu einem erhöhten Adrenalinspiegel. Der Körper wird auf Kampf oder Flucht eingestellt. Eine tiefe Entspannung ist dann nicht mehr möglich. Falls du Familie hast, sollte vorher eine Absprache gemacht werden, um Störungen zu vermeiden.

Musik und Düfte fördern eine Entspannung, müssen aber nicht sein.

Praktiziere Reiki wenn möglich in der Stille. So wirst Du nicht abgelenkt und bist ganz bei Dir.

Du musst nicht immer eine Ganzkörperbehandlung machen. Bei Schmerzen kannst Du auch nur Energie in den Bereich übertragen, wo Störfelder sind.

Weiter kannst auch mal nur einen Chakrenausgleich machen, wenn Du aus dem inneren Gleichgewicht bist. Den größten Nutzen hat jedoch die Ganzkörperbehandlung.

Höre immer auf Deine Intuition. Sollte Dir Deine innere Stimme einen Körperbereich oder ein Organ nennen, dann halte nicht an den Positionen fest, sondern gehe mit Deinen Händen zu diesen Bereich. Wahrscheinlich wird gerade dort Energie benötigt oder es kann da jetzt eine Blockade aufgelöst werden.

Jeder Mensch, der Reiki praktiziert, spürt das Fließen der Energie anders. Der eine fühlt vielleicht Wärme aus seinen Händen fließen, der andere Mensch fühlt vielleicht ein Kribbeln in seinen Handflächen.

Auch Menschen, die Reiki empfangen, haben unterschiedliche Empfindungen. Der eine spürt vielleicht Wärme oder Hitze in seinen Körper einfließen, ein anderer Mensch spürt ein leichtes angenehmes Kribbeln.

Es gibt auch Menschen, die in der ersten, zweiten oder dritten Heilsitzung noch nichts spüren, obwohl sie viel Energie aufnehmen. Ihre Aufmerksamkeit war vielleicht lange Zeit nur noch auf die Außenwelt gerichtet. Sie haben das Wahrnehmen der feinstofflichen Ebenen fast ganz verloren.

Energieblockaden fühlen sich bei Dir kalt an.

Der Körper strahlt spürbar Kälte ab. Es bedarf oft mehrerer Behandlungen, bis die Blockaden sich ganz auflösen. Du kannst dies auch mental unterstützen, indem Du Dir vor Deinem inneren Auge vorstellst, wie sich unter Deinen Händen die dunkle Masse durch das Fließen der Energie auflöst und über die Füße nach unten in den Boden abfließt.

Einen Energiestau fühlst Du als Hitze vom Körper ausstrahlen.

Viele Menschen leben fast nur über den Kopf. Ihnen qualmt im wahrsten Sinne der Kopf. Die Balance zwischen Verstand und Gefühl ist gestört. Um ihren Kopf herum spürst Du Hitze und der Bauch ist oft ganz kalt. Versuche die Energien durch einen Chakrenausgleich auszubalancieren. Wie das gemacht wird, erfährst Du weiter hinten im Buch.

Einstimmung auf die Heilsitzung mit Reiki

Lege Deine Hände auf Dein Herzzentrum und schließe Deine Augen.

Gehe mit Deiner Aufmerksamkeit zu Deinen Füßen.

Vor Deinem inneren Auge siehst Du Wurzeln, die aus Deinen Füßen wachsen und tief in der Erde verankert sind.

Gehe dann mit Deiner Aufmerksamkeit zur höchsten Stelle über Deinem Kopf.

Verbinde Dich in Gedanken mit der göttlichen Quelle, aus der wir alle kommen.

Bitte Gott oder das universelle Bewusstsein (jedem seiner Religion oder seinem Glauben entsprechend),

um einen geschützten Raum, um Führung und um Heilung für Dich.

Stelle Dir nun vor Deinem inneren Auge vor,

wie strahlend weißes Licht aus der göttlichen Quelle in Deinen Kopf einströmt,

fließt weiter bis in Dein Herzzentrum,

breitet sich aus, strömt weiter in beide Arme,

bis runter in Deine Hände.

Lege dann Deine Hände auf die erste Position.

Nun siehst Du vor Deinem inneren Auge,

wie das weiße Licht als Lichtenergie aus Deinen Händen in Deinen Körper einströmt.

Achte während der Heilsitzung auf Deine Gedanken und sei mit Deiner ganzen Aufmerksamkeit bei dem Kanal über Deinem Kopf.

Diese Einstimmung solltest Du immer machen, bevor Du die Heilmethode Reiki praktizierst. Dadurch wird der Schutz aktiviert, der bei der Einweihung errichtet worden ist.

Die Handpositionen

Mikao Usui hat die Hände nicht in einer bestimmten Reihenfolge aufgelegt. Er hat sich von seiner Intuition führen lassen. Wenn er Schmerzen hatte, dann legte er seine Hände genau über diesen Bereich. Am besten ist es also immer, wenn Du Deiner Intuition vertraust und Dich in der Heilsitzung von ihr führen lässt.
Die folgenden Fotos sind als Einstieg gedacht. Es ist gut, wenn Du diese Reihenfolge am Anfang praktizierst.

Wenn Deine Intuition Dir aber während der Heilsitzung eine andere Position sagt, folge ihr.

Wichtig!
Da Du Deine Hände nicht auf Deinen eigenen Rücken legen kannst, solltest Du Folgendes machen: Wenn Du Deine Hände schon ein oder zwei Minuten auf Deinem Brustkorb liegen und Energie fließen lassen hast, stelle Dir mit Deinem inneren Auge vor, dass Deine feinstofflichen Hände hinten

auf Deinem Rücken liegen und die Energie aus Deinen feinstofflichen Händen in diesen Bereich hinein fließt. Du wirst spüren, dass Dein Rücken warm wird. So gehe auch vor, wenn Deine Hände auf Deinem Solarplexus liegen. Stelle Dir vor, Deine Hände liegen hinten auf Deinem unteren Rücken usw.

Also, immer wenn Du eine Körperstelle nicht erreichen kannst, lege die Hände vorne auf Deinen Körper und setze Deine Vorstellungskraft ein.

Die Positionen

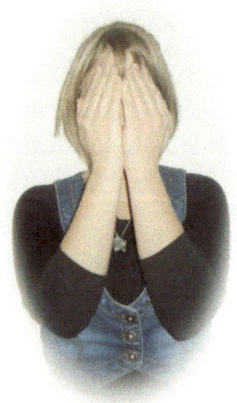

Gesicht: Hilft, die Aufmerksamkeit nach innen zu lenken, entspannt die Augen, hilft bei Beschwerden im Nasen- und Stirnhöhlenbereich, entspannt und stärkt das Stirnchakra.

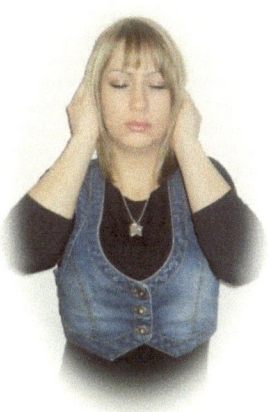

Ohren: Stärkt das innere Hören, stärkt das Gleichgewichtszentrum, hilft bei Beschwerden mit den Ohren.

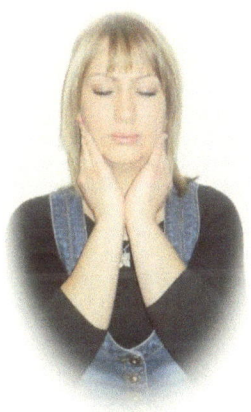

Halszentrum: Hilft bei Erkrankungen im Halsbereich, bei Schilddrüsenerkrankungen, entspannt und stärkt das Halschakra, stärkt den Selbstausdruck.

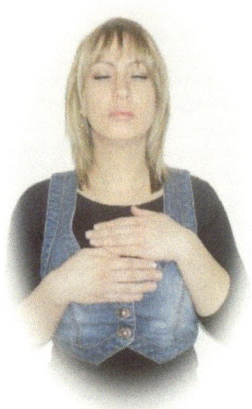

Herzzentrum: Stärkt das Herz und die Lunge, stärkt das Immunsystem, hilfreich bei Herz-Kreislaufbeschwerden, baut Trauer ab.

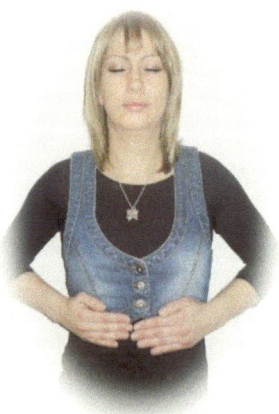

Rippenbogen: Stärkt Leber, Galle, Milz und Bauchspeicheldrüse, baut Wut und Ärger ab.

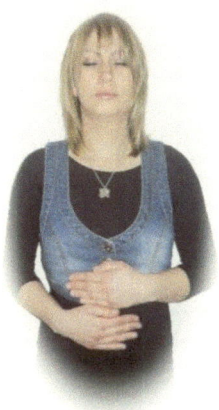

Solarplexus: Harmonisiert das vegetative Nervensystem, was sich auf das ganze Körpergeschehen positiv auswirkt.

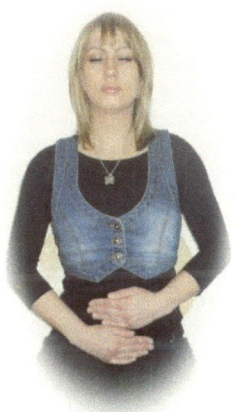

Unterbauch: Stärkt die Unterleibsorgane wie Blase, Eierstöcke, Prostata, Gebärmutter, regt die Sexualität an.

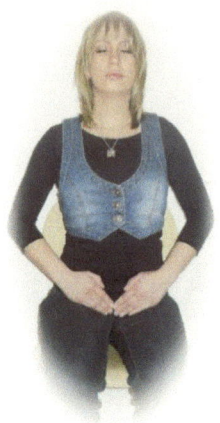

Leisten: Stärkt über das 1. Chakra das gesamte Knochensystem, Geschlechtsbereich, Beine und Füße.

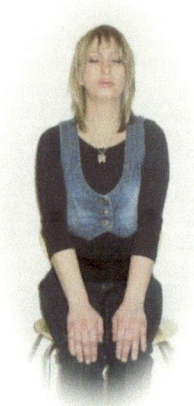

Knie: Hilft bei Kniebeschwerden, baut Ängste vor neuen Schritten ins Leben ab.

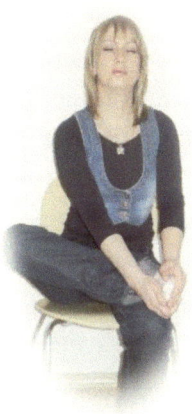

Rechter Fuß: Entspannt und öffnet das rechte Fußchakra. Hilft zu erden, stärkt die Verwurzelung mit Mutter Erde.

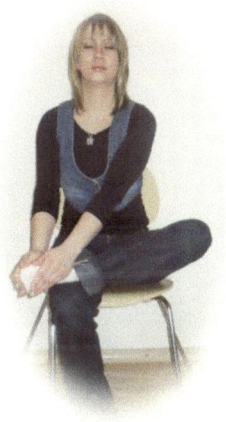

Linker Fuß: Entspannt und öffnet das linke Fußchakra. Hilft zu erden, stärkt die Verwurzelung mit Mutter Erde.

Abschluss der Heilsitzung

Lege zum Abschluss beide Hände noch einmal für eine Minute auf Dein Herzzentrum und **bedanke Dich dann für Schutz, Führung und Heilung, soweit es geschehen durfte**.

Vor Deinem inneren Auge siehst Du Dich eingehüllt in einem weißen, schützenden ovalen Lichtei.

Gehe mit Deiner Aufmerksamkeit nun noch einmal zu Deinen Füßen.

Vor Deinem inneren Auge siehst Du Wurzeln, die aus Deinen Füßen bis tief in die Erde reichen und dort verankert sind.

Du bist verbunden mit Mutter Erde.

Öffne Deine Augen.

Reikikanal sein für andere Menschen

Du kannst Reiki nicht nur für Dich nutzen, um durch die Aktivierung Deiner Selbstheilungskräfte Krankheiten vorzubeugen oder Heilungsprozesse zu unterstützen.

Es ist Dir mit der Einweihung in den 1. Reiki Grad auch möglich, die Selbstheilungskräfte durch Energieübertragung bei anderen Menschen zu aktivieren und zu verstärken.

Viele Menschen, die Reiki gelernt haben, helfen auch ihren Familienangehörigen mit Reiki bei einer Erkrankung.

Einige Menschen fühlen sich berufen, Reiki weiter zu lernen und zum Beruf zu machen. Sie bieten energetische Heilsitzungen auch für andere Menschen an.

Wenn Du anderen Menschen als Reikikanal dienen möchtest, solltest Du einige Hinweise beachten, die ich Dir auf den folgenden Seiten näher bringen möchte.

Gesetzeskunde

Seit 2004 ist es in Deutschland erlaubt, auch ohne eine Ausbildung zum Arzt oder Heilpraktiker Reiki anzubieten und zu praktizieren.

Voraussetzung dafür ist: Keine Diagnosen zu stellen und den Klienten darauf hinzuweisen, dass Reiki keine ärztliche Behandlung ersetzt. Dieser Hinweis sollte dem Klienten schriftlich auf einem Merkplatt übergeben werden oder im Raum gut sichtbar als Aushang zu lesen sein.

Wenn Du also anderen Menschen Reiki gibst, weise diese darauf hin, dass Du „nur" als Kanal dienst und keine heilende Tätigkeit ausübst. Durch die Energieübertragung werden die körpereigenen Selbstheilungskräfte des Menschen aktiviert. Du gleichst lediglich das Energiefeld aus und überträgst Energie.

Heilung erfolgt durch die körpereigenen Selbstheilungskräfte und durch das Umsetzen der Erkenntnisse des Menschen.
Bei schweren Erkrankungen sollte immer auch ein Arzt oder Heilpraktiker aufgesucht werden!

Kanal sein in der Praxis

Reikienergie wird kanalisiert. Wenn Du einem anderen Menschen Reiki gibst, dann fließt die Energie durch den Kanal, der durch die Einweihung gereinigt wurde.

Du gibst keine Energie von Dir ab. Der Körper des Menschen, dem Du Reiki gibst, zieht sich so viel Energie aus Deinen Händen, wie er braucht.

Durch das Fließen während der Energieübertragung, bekommst Du auch zusätzlich Energie. So wird Dich eine Reikisitzung nicht erschöpfen.

Wenn Du einer anderen Person Reiki gibst, achte immer darauf, dass Du Bodenkontakt hast.

Stimme Dich auf Reiki ein, so wie Du es machst, wenn Du für Dich selber Reiki praktizierst, außer, *dass Du um Heilung für die Person bittest, für die Du Kanal bist.*

Praktiziere Reiki in Stille. Wenn Du einem Menschen Reiki gibst und ihr dabei Gespräche führt, wird der Mensch vom Wesentlichen abgelenkt. Erkenntnisse, die aus seinem Inneren kommen, kann er dann nicht wahrnehmen.

In der Stille kommt es zu einer viel tieferen Entspannung und dem entsprechend ist dann auch die Wirkung. Nimm Dir Zeit für Gespräche nach der Energieübertragung.

Wenn Du von einer Position zur nächsten gehst, führe dies ganz sanft aus. Du bist im Energiefeld des anderen Menschen. Durch hektische Bewegungen kommt es zu unruhigen Energiebewegungen im Energiefeld, die in tiefer Entspannung als störend empfunden werden können. Eine tiefere Entspannung ist dann kaum noch möglich.

Halte Deine Gedanken während der Energieübertragung rein. Sei mit Deinem ganzen Sein bei diesem Menschen.

Lenke Deine Aufmerksamkeit immer wieder auf den Kanal.

Es ist möglich, dass nach einer Reikisitzung eine Spontanheilung eintritt. Doch darauf hast Du keinen Einfluss. Es hat etwas mit dem Lebensplan und der Lernbereitschaft des Menschen zu tun, der Heilung erfährt. Du bist „nur" der Kanal.

Weiter kann es sein, dass nach mehreren Reikisitzungen keine Heilung eintritt. Nach der Reikisitzung geht es dem Menschen vorübergehend besser, doch schnell sind die alten Beschwerden wieder da. Es liegt an der Person selbst, weil sie vielleicht nicht lernen will. Sie sträubt sich gegen jede Veränderung. Es hat nichts mit Dir als Kanal zu tun.

Wenn Du jemandem als Reikikanal dienst, kann es sein, dass Du selbst plötzlich in einem Körperbereich Schmerzen bekommst. Du spürst vielleicht den Schmerz des anderen oder durch das Fließen, drückt die Energie bei Dir auf eine Blockade und will sie auflösen.

Wenn bei Dir Schmerzen auftauchen, lenke sie mit Deiner Aufmerksamkeit nach unten zu Deinen Füßen und lasse sie in den Boden fließen.

Du kannst das auch mit einem inneren Bild unterstützen, indem Du Dir den Schmerz als dunkle Stelle vorstellst. Visualisiere vor Deinem inneren Auge, wie sich die dunkle Masse durch das Fließen der Energie auflöst und wie schmutziges Wasser nach unten durch die Füße in den Boden abfließt.

Wenn Du einem sehr kranken Menschen Reiki gibst, ist es gut, wenn Du anschließend duscht. In solchen Fällen kommt doch schon mal Mitleid bei Dir auf.
Wenn wir Mitleid empfinden, ist es möglich, dass wir Fremdenergien aufnehmen. Deshalb sollte man anschließend duschen oder eine Lichtmeditation machen.

Es ist wichtig, dass Du bei einer Energieübertragung mit Deinem Willen ganz raus bleibst. Sonst nimmst Du anderen Menschen Krankheiten ab und hast sie dann selber. Diene nur als Kanal, es geschieht, was geschehen soll und darf.

Wenn die Energieübertragung beendet ist, **bedanke Dich für Schutz, Führung und Heilung, soweit es geschehen durfte.**
Nach der Energieübertrag solltest Du Deine Hände waschen.

Die Chakren

Im Ätherkörper, in dem die feinstofflichen Energiebahnen (Meridiane und Nadis) sind, befinden sich auch die 7 Hauptchakren.

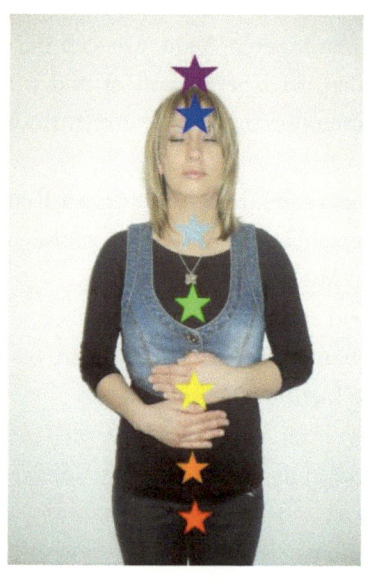

Über diese nehmen wir von außen Lebensenergie auf, die dann über die Meridiane und Nadis zu den einzelnen Organen und Körperbereichen fließt und diese versorgt. Gleichzeitig geben wir auch Energie in Form von Gefühlen und Gedanken über die Chakren nach außen hin ab. Es ist ein ständiges Fließen von Aufnehmen und Abgeben.
Jedes der 7 Chakren ist mit einem bestimmten Teil des Gehirns verbunden.

Der Idealfall wäre, wenn bei einem Menschen alle Chakren vollständig geöffnet wären. Er würde sein volles Potenzial leben und verwirklichen.

Leider ist das nicht so. Der Mensch von heute hat seine Chakren nur teilweise geöffnet. Sein Bewusstsein ist ganz stark begrenzt und nur noch auf materielle Dinge ausgerichtet. Erfahrungen, die er schon früh in der Kindheit und Jugend gemacht hat, haben dazu geführt, dass er seine Chakren aus Angst unbewusst zusammengezogen hat.

Wenn die Chakren nicht richtig geöffnet sind, werden Organe oder Körperbereiche nicht mehr genügend mit Lebensenergie versorgt, was auf Dauer zu Krankheit führt.

Stelle Dir eine Blume vor, die zu wenig Wasser und Licht bekommt. Sie wird nie die Größe und Schönheit erreichen, die sie könnte.

Indem Du Deine Aufmerksamkeit auf die Chakren lenkst und sie durch Deine Hände mit der Energie des Lebens versorgst, können sich diese entspannen und nach und nach wieder öffnen. Dein Körper mit seinen Organen wird wieder besser mit Lebensenergie versorgt.

Gedanken und Gefühle, die sich angesammelt haben und unterdrückt wurden, werden nun bewusst und können losgelassen werden. Es kann sein, dass Du noch einmal einen alten Schmerz erinnerst und weinen musst. Das ist ein ganz natürlicher Vorgang, der zum Heilungsprozess dazugehört. Habe keine Angst und lasse es geschehen.

Es kommt immer nur so viel wie Du verarbeiten kannst.

Jedes Chakra versorgt einen bestimmten Körperbereich mit Energie. Wenn Du zum Beispiel mit dem Magen Beschwerden hast, dann lasse Energie in das Solarplexuschakra fließen, denn dieses Chakra versorgt auch den Magen mit Energie. Weiter werden jedem Chakra Farben und Lernaufgaben zugeordnet. Das gesamte Wissen der Chakren füllt mehrere Bücher. Hier als Einstieg zu jedem Chakra eine kleine Einführung.

Das 1. Chakra

Sitz: Zwischen Anus und Genitalien. Es öffnet sich nach unten.

Farbe: Rot

Element: Erde

Drüse: Nebennieren

Körperliche und organische Zuordnung: Alles Feste wie Knochen, Wirbelsäule, Muskeln, Zähne, Nägel, Beine, Füße,

Erkrankungen: Alle Erkrankungen der Knochen, schlechte Zähne,

Lernaufgaben: Wille zum Leben, mit beiden Beinen im Leben stehen, Deinen Weg gehen, sich durchsetzen können, eine gesunde Beziehung zur materiellen Welt, ohne abhängig von materiellen Dingen zu sein, loslassen, was man nicht mehr braucht, Arbeit, für sich und die Familie sorgen, Fortpflanzung.

Das 2. Chakra

Sitz: Im Unterbauch, einige Zentimeter über dem Schambein.
Farbe: Ein leuchtendes Orange
Element: Wasser
Drüse: Eierstöcke, Hoden,
Körperliche und organische Zuordnung: Nieren, Blase, Prostata, Hoden, Gebärmutter, Eierstöcke,
Erkrankungen: Erkrankungen der Nieren und der Blase, Unfruchtbarkeit, Zyklusstörungen, Erkrankungen der Hoden und der Prostata, Gebärmuttererkrankungen,
Lernaufgaben: Deine Sexualität annehmen und leben, genießen, Spaß haben, Kreativität, offen sein für Neues im Leben,

Das 3. Chakra

Sitz: Einige Zentimeter über dem Bauchnabel
Farbe: Ein leuchtendes helles Gelb
Element: Feuer
Drüse: Bauchspeicheldrüse
Zugeordnete Organe: Magen, Leber, Galle, Milz, Dickdarm, Dünndarm, vegetatives Nervensystem,
Erkrankungen: Magengeschwüre, Gastritis, Diabetes, Gallensteine, Verdauungsstörungen, Erkrankungen der Leber und Galle, Ängste, vegetative Störungen,
Lernaufgaben: Gesunde Grenzen setzen, Gefühle verarbeiten, alle Lernaufgaben, die mit dem Thema Macht zu tun haben: erkennen, wie viel Macht wir anderen über uns gegeben

hatten, die eigene Macht leben ohne Machtmissbrauch auszuüben, aus Erfahrungen lernen, andere Menschen gefühlsmäßig wahrnehmen,

Das 4. Chakra

Sitz: In der Mitte der Brust, zwischen beiden Brüsten
Farbe: Ein leuchtendes helles Grün
Element: Luft
Drüse: Thymusdrüse
Zugeordnete Körperbereiche und Organe: Brustkorb, Herz, Lunge, Blutkreislauf, Haut, Hände,
Erkrankungen: Herzerkrankungen, Hautkrankheiten, Lungenerkrankungen, ständig kalte Hände,
Lernaufgaben: Mitgefühl mit anderen haben, Liebe, Selbstlosigkeit, Nähe, auf die Stimme des Herzens hören,

Das 5. Chakra

Sitz: Ein bis zwei Zentimeter unter dem Kehlkopf
Farbe: Ein leuchtendes helles Blau
Element: Äther
Drüse: Schilddrüse
Zugeordnete Körperbereiche und Organe: Hals, Bronchien, Rachen, Kehlkopf, Nacken- und Schulterbereich, Stimmbänder, Schilddrüse,
Erkrankungen: Bronchitis, Mandelentzündungen, Nacken und Schulterbeschwerden, Über- oder Unterfunktion der Schilddrüse,

Lernaufgaben: Deine Gedanken und Gefühle zum Ausdruck bringen, Kommunikation, Reden - Schweigen, Geben - Nehmen,

Das 6. Chakra

Sitz: Zwischen den Augenbrauen
Farbe: Indigoblau
Drüse: Hypophyse
Zugeordnete Körperbereiche und Organe: Kopf, Augen, Nase, z. T Nervensystem, Gehirn, Gesicht,
Erkrankungen: Migräne, Sehstörungen, Erkrankungen der Stirn- und Nebenhöhlen,
Lernaufgaben: Intuition, Erkennen der kosmischen Gesetze im Leben, Erkenntnis Deines Lebensplanes, ganzheitliches Sehen,

Das 7. Chakra

Sitz: Über der höchsten Stelle des Kopfes
Farbe: Lila und auch Weiß
Drüse: Zirbeldrüse
Körperliche Zuordnung: keine
Erkrankungen: Gefühl von allein sein oder gespalten sein,
Lernaufgaben: Verbundenheit mit der Quelle, dem universellen Bewusstsein, Erkenntnis der Schöpfung, vollständiges Erwachen,

Chakrenausgleich

Jedes der sieben Chakren ist mit einem anderen Chakra über einen Energiekanal verbunden. Das erste Chakra mit dem siebten Chakra, das zweite mit dem sechsten Chakra und das dritte mit dem fünften Chakra.
Du kannst die Chakren untereinander ausgleichen, indem Du sie mit Deinen Händen verbindest (Siehe Fotos). Durch den Chakrenausgleich kommt es wieder zur Harmonie zwischen Kopf und Bauch, denken und fühlen.

Übung

Stimme Dich auf Reiki ein.

Lege eine Hand über das Wurzelchakra und die andere Hand über das Kronenchakra.

Stelle Dir mit Deinem inneren Auge einen weißen Lichtkanal zwischen Deinen beiden Händen vor.

Halte diese Position, bist Du spürst, dass sich die Energie unter Deinen Händen gleich anfühlt oder Deine Intuition Dir sagt, dass es gut ist.

Gehe dann zur nächsten Position weiter und gehe genauso vor, wie beschrieben,

gehe weiter, bis Du nach und nach alle Chakren untereinander ausgeglichen hast (Siehe Fotos).

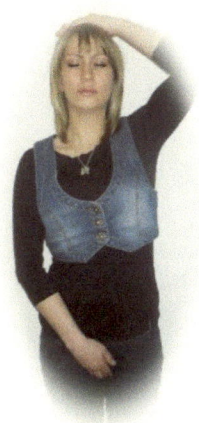

Lege eine Hand über Dein Scheitelchakra und die andere über Dein Wurzelshakra.

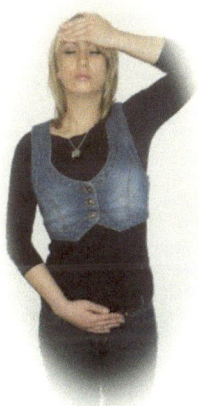

Lege eine Hand über das Sakralchakra und die andere Hand über das Stirnchakra.

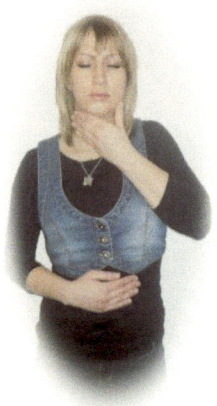

Lege eine Hand über das Solarplexuschakra und die andere Hand über das Halschakra.

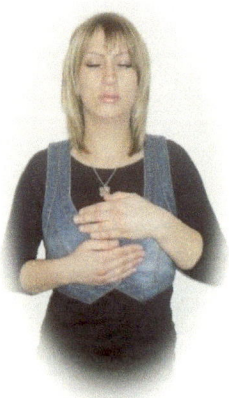

Lege beide Hände über das Herzchakra.

Nachdem Du die Chakren ausgeglichen hast,
lasse nun mit beiden Händen noch
für 1-2 Minuten Energie in Dein Herzchakra fließen.
Bedanke Dich für Schutz, Führung und Heilung,
soweit es geschehen durfte.
Vor Deinem inneren Auge siehst Du Dich dann eingehüllt in einem weißen, schützenden ovalen Lichtei.
Gehe mit Deiner Aufmerksamkeit nun
noch einmal zu Deinen Füßen.
Vor Deinem inneren Auge siehst Du Wurzeln,
die aus Deinen Füßen bis tief in die Erde reichen
und dort verankert sind.
Du bist verbunden mit Mutter Erde.
Öffne Deine Augen.

Entwicklungsmöglichkeiten mit dem
1. Reiki Grad

Wie Du ja schon gelesen hast, löst jede Einweihung in einen Reiki Grad einen inneren Reinigungsprozess aus. Dieser kann sich über einige Wochen oder sogar Monate hinziehen. Verdrängte Erfahrungen und Energien kommen nach und nach sanft ins Bewusstsein und wollen noch einmal angeschaut und verarbeitet werden. Dabei kann es vorübergehend auch noch mal zu körperlichen Beschwerden kommen.

Dies ist ein ganz natürlicher Prozess. Nimm Dir Raum und Zeit dafür.

Weiter wirst Du erkennen, dass Du in einigen Lebensbereichen etwas verändern möchtest, da es für Dich so nicht mehr passend ist. Das kann zum Beispiel im Arbeitsbereich oder in der Partnerschaft sein. Veränderungen stehen an! Jetzt liegt es an Dir, was Du daraus machst. Deine Seele möchte, dass Du Dich als Persönlichkeit weiter entwickelst. Hierbei unterstützt Dich Reiki.

Intuition

Durch die tägliche Heilsitzung mit Reiki kommst Du nach und nach immer mehr in Kontakt mit Deiner Intuition.

> Sie ist die Stimme Deiner Seele und die Verbindung zur göttlichen Weisheit.

Deine Intuition nutzt Deine feinstofflichen Sinne, um Dich zu erreichen.

Hellsehen: Die Botschaften Deiner Seele kommen vor Deinem inneren Auge in der Bildersprache zu Dir. Dazu gehören auch Deine Träume. Hier ist es wichtig, die Symbolsprache zu lernen, damit Du auch die Botschaften verstehst.

Hellhören: Du empfängst die Botschaften Deiner Seele telepathisch als Worte oder ganze Sätze, also als innere Gedanken, oder Du hast plötzlich ein Lied im Kopf. Der Text kann wichtige Botschaften für Dich beinhalten.

Hellfühlen: Zum Hellfühlen gehört zu spüren, wenn etwas nicht gut für Dich ist. (Bauchgefühl) Dein Solarplexus zieht sich zusammen oder Du spürst plötzlich ein ungutes Gefühl in diesem Bereich. Auch das ist ein Hinweis Deiner inneren Führung. Genauso kannst Du auch über das Hellfühlen spüren, dass etwas gut und richtig für Dich ist.

Wenn Du auf diese innere Führung vertraust und danach handelst, lebst Du Deine Wahrheit und bist frei. Dazu gehört am Anfang viel Mut. Je öfter Du auf Deine innere Führung hörst und danach handelst, je mehr Selbstbewusstsein, Selbstvertrauen und Selbstliebe entfalten sich.

Der Weg zu Deinem wahren Selbst

Bedenke: Jeder Mensch ist da, wo er in seiner Entwicklung steht, richtig. Versuche nicht, etwas von Dir oder einem anderen Menschen zu verlangen, was für Dich oder ihn noch nicht möglich ist. Wir können auf unserem Weg immer nur einen Schritt nach dem anderen tun. Ein Kind kann im 1. Schuljahr auch keine Rechenaufgabe aus der 10. Klasse lösen.

Finde Deine Wahrheit. Alles, was Du hörst oder liest, überprüfe. Spüre immer wieder in Dich hinein. Du spürst es tief in Dir, ob es Deiner inneren Wahrheit entspricht.

Glaube nicht alles, was man Dir erzählt. Jeder Mensch kann immer nur seine Wahrheit aus seiner Entwicklungsstufe heraus weitergeben. Beispiel: Ein Mann steht im dritten Stockwerk am Fenster und beschreibt, was er sieht. Im siebten Stockwerk steht ebenfalls ein Mann und beschreibt, was er sieht. Beides ist richtig. Sie teilen beide ihre Wahrnehmung mit, ihre Wahrheit.
Weißt Du, in welchem Stockwerk Du Dich mit Deiner Wahrnehmung befindest? Deshalb sei immer offen für neue Informationen. Behalte, was Du davon gebrauchen kannst und den Rest lasse los. (Wie Dein Körper es macht, mit der Nahrung, die Du zu Dir nimmst).

Wenn der Mensch seiner Wahrheit treu bleiben würde und jeden anderen mit seiner Wahrheit so sein lassen könnte, ohne zu missionieren oder zu manipulieren, wäre die Erde viel friedvoller.

Das Wichtigste auf dem Weg der Selbsterkenntnis ist, Deine Erkenntnisse im Leben umzusetzen.

Beispiel: Wenn Du erkannt hast, dass Du immer viel zu viel gearbeitet hast und viel zu wenig Freizeit hattest, dann sorge für mehr Freizeit, um Dir etwas Gutes zu tun. Nun ist es möglich, dass gerade jetzt, da Du etwas ändern möchtest, Dein Chef Dich mit noch mehr Arbeit zupackt. Er spiegelt Dir noch einmal Dein altes Verhaltensmuster. Du selbst hattest Dich bisher auch immer mit zu viel Arbeit zugepackt.

Jetzt ist es an Dir, gesunde Grenzen zu setzen und das richtige Maß an Arbeit und Freizeit zu finden. Das Umsetzen ist eine Deiner Lernaufgaben in Deinem Leben. Hast Du gelernt, kommt die nächste Lernaufgabe............

Wenn Erkenntnisse nicht umsetzt werden

Wir wollen bei dem Beispiel, zu wenig Freizeit bleiben. Wenn Du nun diese Erkenntnis nicht umsetzt, wird sich in Dir Unzufriedenheit und Wut entwickeln. Der nicht gelebte Teil (Freizeit, Spaß, Entspannung) will gelebt werden. Du wirst vielleicht wütend auf Deinen Chef und gibst ihm die Schuld für Dein zu viel arbeiten.

Oder, Du schiebst es auf Deinen Partner. Wenn er mehr verdienen würde, dann könntest Du weniger arbeiten. Du projizierst den Grund, warum Du nichts änderst, nach außen. Doch der Grund liegt in Dir. Vielleicht sind da noch Ängste vor Ablehnung oder Angst, nicht genug Geld zum Leben zu haben usw.

Setzen wir auf Dauer unsere Erkenntnisse nicht um, kommt es zu Krankheiten. Du bekommst vielleicht eine Grippe und holst Dir so Deine Auszeit von der Arbeit. Nur kannst Du jetzt diese Freizeit nicht so genießen, der Hals tut weh usw. Du kannst nicht machen, was Du willst. Zum Beispiel Schwimmen oder ins Kino gehen usw.

Wie Innen so auch im Außen. Das, was wir im Außen wahrnehmen, ist auch in uns. Alles ist Energie. In dieser Welt, in der wir leben, haben verschiedene Energien verschiedene Formen angenommen. Wir Menschen nehmen nur noch die Formen wahr, die Energie dahinter sehen und spüren wir nicht mehr. Es ist Zeit, dass wir erwachen.

Die Maske

Ein neugeborenes Kind bringt am Anfang seines Lebens noch sein ganzes Sein zum Ausdruck. Es schreit so laut es kann, wenn es Hunger hat oder sich nicht wohlfühlt. In den ersten Lebensjahren macht der junge Mensch viele Erfahrungen. Er erkennt, wenn er nicht so spurt, wie die Erwachsenen es von ihm verlangen, wird er abgelehnt.

Der junge Mensch fängt an Rollen zu spielen und ist nicht mehr er selbst. Die Maske entsteht.

All dies macht er, um Anerkennung und Liebe zu bekommen und um dazuzugehören. Immer öfter lebt er nur noch die Maske. Er entfernt sich immer weiter von sich selbst. Bei vielen Menschen geht es mit den Jahren so weit, dass sie nur noch die Maske leben und sich mit ihr identifizieren. Sie haben die Verbindung zu ihrem Ursprung fast ganz verloren.

Für eine bestimmte Zeit Deines Lebens war die Maske Dein Schutz und eine Möglichkeit, von anderen Menschen angenommen zu werden und um zu überleben.

Doch irgendwann kommt bei jedem die Zeit, von dieser Maske loszulassen und auch nach außen hin wieder der Mensch zu sein, der man wirklich ist.

Meistens ist es eine Krankheit oder ein Gefühl der Leere, das uns wieder auf den für uns richtigen Weg führt.

Wie sieht Deine Maske aus?

Die Maske kann bei jedem Menschen ein anderes Aussehen haben. Der eine Mensch ist vielleicht nur noch lieb und nett. Ein anderer setzt vielleicht einen bösen Blick auf, um sich so zu schützen. Wie sieht Deine Maske aus? Der Clown, der alle zum Lachen bringt? Der Helfer, der immer für alle da ist? Der Intellektuelle, der alles weiß? Der Ängstliche? Der Kranke? Das Opfer?............

Der Weg zurück

Als Erstes ist es wichtig, von der Maske zu wissen. Jeder von uns trägt eine. Du lächelst, doch da drinnen bei Dir, bist Du vielleicht ganz traurig. Spüre täglich in Deinen Körper hinein. Wie fühlt er sich an? Ist er gesund?

Lerne Deine Gefühle wieder mehr wahrzunehmen, bei Dir zu sein, anstatt Dir immer nur Gedanken zu machen, was der andere vielleicht über Dich denkt.

Lerne bei Dir zu bleiben. Sage nein, wenn Du etwas nicht möchtest.

Erkenne Deine Maske. Je weniger Du die Maske lebst und bei Dir bleibst, je näher kommst Du wieder mit Deinem wahren Selbst in Kontakt. Du wirst immer öfter Frieden, Zufriedenheit und Glückseligkeit, die aus dem Herzen kommt, empfinden. Das Licht in Deinem Herzen weist Dir dann Deinen Lebensweg.

Übung: Erkenne Deine Maske

Schließe Deine Augen und gehe in die Entspannung…

Stelle in Gedanken einige Male die Frage an Deine innere Führung: Wie sieht meine Maske aus?

Lasse ein Bild vor Deinem inneren Auge entstehen.

Male dann Deine Maske.

Schreibe alles auf, was Dir zu Deiner Maske einfällt.

Schreibe weiter auf: Welche Teile Deines Selbst hast Du durch das Leben der Maske verdrängt und nicht gelebt? (Bewusst machen der Gegenpole)

Beispiele: Der Clown ist nach außen hin immer gut drauf. Er unterdrückt seine Traurigkeit und Aggressionen. Der Helfer, der immer für alle da ist. Er unterdrückt oft seine eigenen Bedürfnisse, für die er ja keine Zeit mehr hat, weil er immer nur für andere da ist. Es fällt ihm auch schwer, nein zu sagen. Der Schlaue, der immer nur über seinen Kopf lebt. Er trennt sich von seinen Gefühlen usw.

Die Maske hat über viele Jahre Energie bekommen. Du selbst hast sie erschaffen. Wenn Du nun nach und nach Du selbst wirst und die Maske weniger Energie bekommt, kann es sein, dass innere Unruhe auftritt. Die Maske mit ihren alten Mustern will weiter Energie. Halte durch, denn das ist jetzt ganz normal und geht vorbei. Bleibe Dir treu.

Begabung

Jeder Mensch hat für dieses Leben eine Begabung mitgebracht. Etwas, was er besonders gut kann und ein Aspekt seiner Seele ist.

Die folgende Übung soll Dir helfen, Deine Begabung zu erkennen und die Tür zu öffnen, damit sie sich entfalten kann. Die Erkenntnis kommt in der Symbolsprache zu Dir. Beispiel: Du siehst eine Schreibmaschine. Dein Talent ist vielleicht das Schreiben von Geschichten oder Gedichten. Es ist möglich, dass Du viele Gärten mit Blumen und Pflanzen siehst. Vielleicht ist es Dein Weg, Deine Kreativität in die Gestaltung von Landschaften und Gärten einfließen zu lassen. Oder, Du siehst viele Regale mit Büchern gefüllt. Vielleicht hast Du inneres Wissen mitgebracht und sollst es weiter geben und lehren, oder Du sollst Bücher schreiben. Oder Du kannst gut zuhören, malen, singen, tanzen usw.

Übung

Gehe in die Entspannung.

Stelle Dir nun vor, dass Du Dich in einem großen Haus befindest, es ist Dein Seelenhaus.

Vor Deinem inneren Auge siehst Du einen langen Flur mit vielen Türen.

Gehe diesen Flur entlang, bis Du an eine Tür gelangst, an der ein Schild ist, mit der Aufschrift:

Begabung

Öffne diese Tür und gehe hinein.

Was siehst Du?

Welche Gegenstände befinden sich in diesem Raum?

Ist da vielleicht jemand, der schon einige Zeit auf Dich wartet?

Wenn ja, dann begrüße sie oder ihn.

Frage, was er oder sie besonders gut kann.

In diesem Raum erkennst Du Deine Begabung.

Es ist etwas, was Du besonders gut kannst

und für dieses Leben mitgebracht hast.

Mit Deiner Begabung möchte sich Dein wahres Selbst,

der, der Du wirklich bist im Hier und Jetzt ausdrücken.

Mit dieser Erkenntnis richte Dich nun darauf ein,

langsam wieder zurückzukommen.

Gehe zurück zum Flur.

Richte Deine Aufmerksamkeit wieder ganz gewusst auf Deinen Körper und atme wieder tiefer ein und aus.

Du spürst den Boden unter Dir.

Du fühlst Dich sicher und geerdet.

Recke und strecke Dich und öffne langsam Deine Augen.

Deine Begabung ist der schöpferische Ausdruck Deiner Seele.

Schutzritual

Wenn noch viele Blockaden und Ängste in Dir gespeichert sind, kann es immer mal wieder vorkommen, dass Du mit anderen Menschen schnell mitschwingst.
Praktiziere diese Übung täglich. In Situationen, in denen Du mit disharmonischen Energien in Kontakt kommst, denke sofort an Deinen Schutzmantel, der Dich einhüllt. Du wirst Dich dann sofort sicherer und beschützter fühlen.
Diese Übung kannst Du auch mit Deinem Haus oder Deiner Wohnung machen, indem Du den Mantel über Deinem Haus visualisierst.

Übung

Verbinde Dich innerlich mit Deinem Schutzengel und bitte um Schutz und Führung.

Visualisiere über Deinem Kopf einen weißen feinstofflichen Lichtkreis.

Sprehe in Gedanken oder laut 3 Mal den Satz: Ich stehe unter göttlichem Schutz.

Lasse nun aus diesem weißen Lichtkreis über Deinem Kopf einen Lichtmantel nach unten gleiten, der Dich bis runter zu Deinen Füßen ganz umhüllt.

Sprechen nun in Gedanken oder laut 3 Mal den Satz:

Nur Energien, die dem Licht dienen und Energien, die mir auf meinem Weg dienlich sind, erreichen mich. Alles Dunkle prallt von meinem Lichtmantel ab.

Visualisiere dies vor Deinem inneren Auge.

Reiki

Der 2. Grad

Illusion

Die Welt in der ich lebe,
alles,
ja alles bin ich.
Jedem Menschen, dem ich im Leben begegne,
ja, mein ganzes Umfeld,
in jedem sehe ich erst einmal mich selbst.
So lerne ich mich Schritt für Schritt kennen und lieben.
Nach und nach nehme ich alle Projektionen zurück,
die ich auf alles im Außen gemacht hatte.
Langsam aber sicher werde ich wieder „Eins".
Nun sehe ich die Welt und die Menschen so,
wie sie wirklich sind.

Der zweite Baustein nach Mikao Usui

Wenn Du einige Zeit in den 1. Grad eingeweiht bis und regelmäßig Reiki praktiziert hast, fühlst Du in Dir, dass es Zeit ist, für den 2. Grad. Dafür gibt es keinen festen Zeitpunkt. Jeder erlebt dies individuell. Der eine spürt erst nach drei oder vier Jahren, dass er weiter machen möchte, weil er vielleicht viel aufzuarbeiten hatte. Ein anderer Mensch spürt schon nach einigen Monaten, dass er weiter machen möchte. Er hatte schon viel an sich gearbeitet, bevor er zu Reiki kam.
Mit der Einweihung in den 2. Grad bekommst Du nun Werkzeuge in die Hand, die Du ganz bewusst einsetzt.
Du wirst in drei Symbole und die dazugehörigen Mantren eingeweiht. Wenn Du diese in der Heilsitzung einsetzt, bekommt die Energie, dem Symbol und Mantra entsprechend eine bestimmte Schwingung und Wirkung.

> Du erreichst mit den Symbolen und Mantren nun viel tiefere unbewusste Ebenen in Dir. Die Symbole dienen Dir als Schlüssel.

Du bist nun nicht mehr an Raum und Zeit gebunden, sondern kannst anderen Menschen ohne körperlichen Kontakt Reiki geben. Das können sogar viele Menschen auf einmal sein. Weiter ist es Dir mit Einsatz der Symbole möglich, Reiki in kommende oder vergangene Situationen zu lenken.
Auch kannst Du nun mit Hilfe der Symbole noch schneller die Balance in den verschiedenen Körperbereichen wieder herstellen.

Symbole

Wir leben in einer Welt voller Symbole. Von Anbeginn der Menschheit an benutzen wir Menschen Symbole, um uns untereinander zu verständigen und um unsere Gedanken und Gefühle zum Ausdruck zu bringen.
Hinter jedem Symbol steht eine bestimmte Absicht, Schwingung und Wirkung. Jedes Land mit seiner Kultur hat seine individuelle Symbolik.

Die Reikisymbole gehören zu den uralten Symbolen. Hinter jedem der 3 Reikisymbole steht eine andere Absicht und somit Schwingung und Wirkung. Mit der Zeit wirst Du einen spürbaren Unterschied wahrnehmen.

Als ich die Symbole im Seminar kennenlernte, dachte ich: Was soll denn das??? So hatte ich sie mir nicht vorgestellt. Der Gedanke, mit Symbolen zu meditieren oder sie in einer Heilsitzung einzusetzen, war mir sehr fremd. Diese Methoden kommen aus einer anderen Kultur und sind für viele Menschen in der westlichen Welt Neuland. Bereits während der Einweihung in die Reikisymbole spürte ich eine Reaktion in meinem Energiefeld. Dies zeigte mir, dass sie etwas bewirken.

In der folgenden Zeit lernte ich, die Symbole in der Heilsitzung einzusetzen und machte viele positive Erfahrungen.

Ich erkannte, dass man die Symbole mit den dazugehörigen Mantren nur in ihrer Ganzheit erfahren kann, wenn man sich auf ihre Schwingung einlässt und sich intuitiv dafür öffnet.

Mantren

Mantren sind uralte heilige Laute. Durch ständiges Wiederholen eines Mantras in Gedanken oder laut ausgesprochen, erzeugen wir über den Klang eine Schwingung, die eine Wirkung auf unsere Energiekörper und auch auf den physischen Körper hat.

Die Mönche in Tibet praktizieren dies schon einige tausend Jahre, um so in höhere Bewusstseinszustände zu gelangen. Beispiel: Das Mantra OM

Mit jedem der 3 Mantren, die zu den Reikisymbolen gehören, kannst Du über den Klang, eine, dem Mantra entsprechende Schwingung erzeugen, dem entsprechend dann die Wirkung.

Die Reikisymbole und die dazugehörigen Mantren wirken auf Ebenen des Menschen, wo der Verstand keinen Zugang und keine Kontrolle mehr hat.

Das 1. Symbol

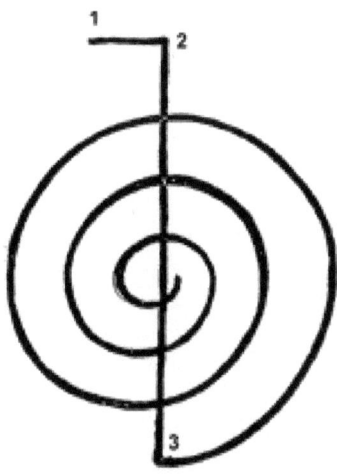

Das Mantra des 1. Symbols heißt **CHOKU REI**. Wie das Mantra ausgesprochen wird, lernst Du im Seminar.

Seine Schwingung und Wirkung ist: Aktivierend, anregend, reinigend.

Durch Einsatz dieses Symbols bekommt die Reikienergie eine aktivierende, anregende, vitalisierende, reinigende Wirkung.

Dieses Symbol und Mantra beschleunigt einen Heilungsprozess.

Wenn Du mit dem Symbol und Mantra meditierst, kannst Du Eigenschaften wie: Aktivität, Autorität, Führungsqualitäten,

Ordnung, Stärke und Tatendrang in Dir stärken. Dies hilft Dir zum Beispiel, im Leben Deine Ziele zu erreichen, oder gesunde Grenzen zu setzen. Du stärkst Deine innere männliche Seite.

Du kannst es in der Heilsitzung überall da einsetzen, wo Energie fehlt oder da, wo eine Unterfunktion vorhanden ist.

Beispiele: Da, wo Energie fehlt, fühlt sich der Körper kalt an. Kalte Füße, kalte Hände, kalte Knie, usw.

Zur Stärkung des Immunsystems setze es auf die Thymusdrüse: Bei Infektionen, Grippe, Pilzbefall, Herpes.

Auf Brüche, um den Heilungsprozess zu unterstützen und zu beschleunigen.

Bei Unterfunktion der Schilddrüse, bei trägem Darm, Verstopfung, zur Aktivierung der Nieren, um Giftstoffe auszuleiten, wobei Du viel trinken solltest.

Bei leichten Depressionen setze es mental in die unteren 3 Chakren und lasse auch die Kraft des Symbols aus Deinen Händen in diese Chakren fließen.

Nicht einsetzen: Bei hohem Fieber, auf starke Entzündungsprozesse, bei Schwangerschaften, die zu vorzeitigen

Wehen neigen, auf Tumore oder Geschwüre, auf Verbrennungen, bei starker Unruhe oder Überaktivität, bei hohem Blutdruck.

Chakren mit dem 1. Symbol aktivieren

Mit diesem Symbol kannst Du Deine Chakren aktivieren, wenn sie eine Unterfunktion haben. Visualisiere das Symbol in die, dem Chakra zugeordneten Farbe hinein und lasse Energie fließen.

Erden

Das 1. Symbol hilft Dir auch, Dich schnell zu erden. Wenn Du das Gefühl hast, nicht richtig zentriert zu sein, zwischen den Welten zu schweben (Du merkst es zum Beispiel daran, dass Du Dich nicht richtig konzentrieren kannst, dass Du vergesslich bist, immer wieder abschweifst). Visualisiere das Symbol unter Deine Füße und sprechen in Gedanken oder auch laut einige Male das Mantra. Fühle in Deine Füße hinein. Das gleiche machst Du mit Deinem ersten und zweiten Chakra.

Meditation mit dem CHOKU REI

Nach der Einweihung ist es vorteilhaft, wenn Du Dich für zwei oder drei Wochen auf das 1. Symbol einlässt und mit dem Symbol und dem dazugehörigen Mantra meditierst. So lernst Du seine Schwingung und Wirkung am besten kennen und verinnerlichst es.

> Schließe Deine Augen und stimme Dich auf Reiki ein.
>
> Lenke nun Deine Aufmerksamkeit auf Deinen Atem.
>
> Spüre, wie er kommt und geht, ohne etwas zu beeinflussen. Alles ist richtig so, wie es ist.
>
> Spüre nun den Kontakt von Deinen Füßen zum Boden.
>
> Von Deinem rechten Fuß und auch von Deinem linken Fuß.
>
> Über Deine Füße bist Du verbunden mit Mutter Erde.
>
> Zeichne nun vor Deinem inneren Auge ganz groß
>
> das CHOKU REI in weißem Licht.
>
> Ziehe es mit Deinen geistigen Händen in Deine Aura
>
> und wiederhole in Gedanken immer wieder das Mantra CHOKU REI, CHOKU REI, CHOKU REI.......
>
> Öffne Dein Bewusstsein für diese Kraft und fühle sie auch.
>
> Beende nun die Übung und richte Deine Aufmerksamkeit wieder auf Deinen ganzen Körper.
>
> Danke für Schutz, Führung und Heilung.
>
> Recke und strecke Dich und öffne Deine Augen.

Das 2. Symbol

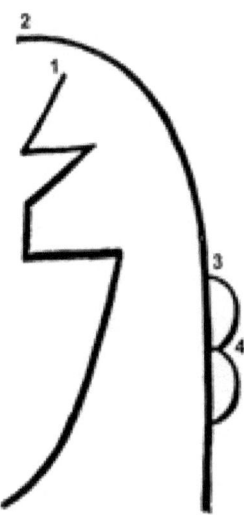

Das Mantra des 2. Symbols heißt **SEI HEKI.** Wie das Mantra ausgesprochen wird, lernst Du im Seminar.

Seine Wirkung und Schwingung ist: Beruhigend und harmonisierend. Weiter löst es Energiestaus und tieferliegende Blockaden auf.

Durch Einsatz dieses Symbols bekommt die Reikienergie eine beruhigende, harmonisierende, auflösende Wirkung.

Mit diesem Symbol und Mantra erreichst Du tiefere unbewusste Ebenen in Dir. Es ist der Schlüssel zu Deinem Unterbewusstsein.

Mit dem 2. Symbol kannst Du Eigenschaften wie: Sinnlichkeit, Hingabe, Passivität, Geduld, Gelassenheit, Fühlen, Empfangen, Intuition und Kreativität stärken, wenn Du damit meditierst. Du stärkst Deine weibliche Seite in Dir.

Die Kraft dieses Symbols hilft Dir, wieder zur Ruhe zu kommen und tiefer nach innen zu gehen. So bekommst Du wieder mehr Zugang zu Deinem Unterbewusstsein. Das Symbol und Mantra wirkt wie ein Türöffner.

Du kannst es in der Heilsitzung da einsetzen, wo eine Überfunktion vorhanden ist oder da, wo sich Energie angestaut hat, um diese aufzulösen.

Beispiel: Setze es über Energiestaus, die Du als Hitze spürst.

In Bereiche, wo eine Überaktivität vorhanden ist: Bei hohem Fieber, auf entzündliche Prozesse, bei Schmerzen, Geschwüre, Tumore, bei vorzeitigen Wehen, bei Durchfall, bei Überfunktion der Schilddrüse, bei Hauterkrankungen die mit starkem Juckreiz verbunden sind, bei Krämpfen.

Nicht einsetzen: Da, wo schon eine Unterfunktion vorhanden ist, bei starken Depressionen, Schwäche.

Chakren harmonisieren mit dem 2. Symbol
Mit diesem Symbol und Mantra kannst Du Deine Chakren harmonisieren, wenn sie eine Überfunktion haben. Setze das Symbol in die, dem Chakra zugeordnete Farbe ein.

Meditation mit dem SEI HEKI

Schließe Deine Augen und stimme Dich auf Reiki ein.

Lenke nun Deine Aufmerksamkeit auf Deinen Atem.

Spüre, wie er kommt und geht, ohne etwas zu beeinflussen. Alles ist richtig so, wie es ist.

Spüre nun den Kontakt von Deinen Füßen zum Boden.

Von Deinem rechten Fuß und auch von Deinem linken Fuß.

Über Deine Füße bist Du verbunden mit Mutter Erde.

Zeichne nun vor Deinem inneren Auge ganz groß

das SEI HEKI in weißem Licht.

Ziehe es mit Deinen geistigen Händen in Deine Aura

und wiederhole in Gedanken immer wieder das Mantra SEI HEKI, SEI HEKI; SEI HEKI.......

Öffne Dein Bewusstsein für diese Kraft und fühle sie auch.

Beende nun die Übung und richte Deine Aufmerksamkeit wieder auf Deinen ganzen Körper.

Danke für Schutz, Führung und Heilung.

Recke und strecke Dich und öffne Deine Augen.

Nach einer gewissen Zeit mache die Übung auch mit dem 3. Symbol, um es zu verinnerlichen.

Das 3. Symbol

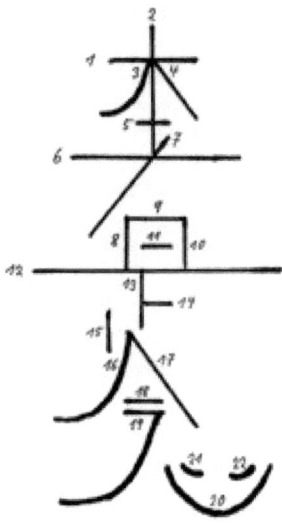

Das Mantra des 3. Symbols heißt **HON SHA ZE SHO NEN**. Wie es ausgesprochen wird, lernst Du im Seminar.

Seine Wirkung und Schwingung ist: Verbindung herstellen, Raum und Zeit aufheben. Es ist der Schlüssel zu Deinem höheren Bewusstsein.

Das Symbol ist wie eine Brücke zwischen Raum und Zeit. Es ist Dir möglich, anderen Menschen Energie zu übertragen, ohne dass Du körperlichen Kontakt hast. Der andere Mensch kann sich zum Beispiel auf der anderen Seite der Erdkugel aufhalten und trotzdem erreicht ihn die Energie, die Du im sendest. Mit Hilfe dieses Symbols stellst Du die Verbindung her und die Energie wirkt jenseits von Raum und Zeit.

Mit diesem Symbol kommst Du wieder in Kontakt mit Deinem höheren Bewusstsein, also mit Deiner Seelenebene, die jenseits von Raum und Zeit ist. So kannst Du zu Informationen für Dich kommen. Zeichne das Symbol vor Deinem inneren Auge ganz groß in weißem Licht und ziehe es dann in Deine Aura. Spreche nun in Gedanken einige Minuten das Mantra. Dann stelle Deine Frage an Deine innere Führung.

Es ist Dir auch möglich Energie in vergangene- oder zukünftige Ereignisse zu lenken. Wenn Du zum Beispiel morgen ein Vorstellungsgespräch hast, so ist es Dir möglich, mit Hilfe der Symbole Energie in dieses zukünftige Ereignis zu lenken. ***Bitte dann, dass die Energie zum Wohle des höchsten Selbst aller Beteiligten fließt.***

Einsatz der Symbole in der Heilsitzung

Am besten ist es immer, den Einsatz der Symbole unter Anleitung eines Reikilehrers bez. einer Reikilehrerin im Seminar zu erlernen. Gerade bei körperlichen Erkrankungen ist dies wichtig. Eine schriftliche Anleitung ersetzt nicht ganz die fachliche Anleitung von einem Lehrer.

Um Dir zu beschreiben, wie Du ein Symbol und das dazugehörige Mantra in der Heilsitzung einsetzt, nutze ich das Beispiel: Unterfunktion der Schilddrüse.

Übung

Stimme Dich auf Reiki ein, so wie Du es gelernt hast.

Lege dann Deine Hände nach und nach auf die verschiedenen Positionen auf und lasse die Energie ohne Symbole fließen.

Wenn Du an Deine Schilddrüse ankommst, lege Deine Hände darüber und sprceche in Gedanken den Namen dieses Köperbereiches aus, also Schilddrüse.

Visualisiere nun das 1. Symbol in den Lichtkanal über Deinem Scheitelchakra und danach auch in Deine Handflächen und sprche in Gedanken beim Fließen der Energie immer wieder das Mantra CHOKU REI (Einige Minuten).

Du siehst das Symbol mit dem Licht in Deinen Kanal einströmen und in den Bereich Deiner Schilddrüse einfließen.

Der Energiestrom wird nun um ein Vielfaches verstärkt, was sich auch auf körperlicher Ebene auswirkt, und nun die Schilddrüsenfunktion anregt.

Du spürst intuitiv, wann es genug ist.

Gehe dann mit Deinen Händen weiter zur nächsten Position und lasse die Energie wieder ohne Symbole fließen.

Schließe die Heilsitzung ab, so wie Du es beim 1. Grad gelernt hast.

Du solltest in einer Heilsitzung nicht bei jeder neuen Position wieder ein neues Symbol und Mantra einsetzen. Das kann dann zu viel werden.

Bedenke, jede Heilsitzung mit einem Symbol hat ihre Wirkung. Überfordere Dich nicht.

Vertraue immer auf Deine Intuition, sie teilt Dir mit, wann Du die Symbole einsetzen kannst. Beende die Heilsitzung, wie Du es gelernt hast.

Energetische Raumreinigung

Fast jeder hat schon mal die Erfahrung gemacht, dass er einen Raum betrat und spürte, dass „etwas in der Luft" lag. Vielleicht hatte gerade ein Streit stattgefunden. Oder, man kam in einen Raum und fühlte sich plötzlich sogar sehr wohl.

Jeder Mensch und jedes Tier nimmt ununterbrochen Energie auf und gibt sie nach außen hin in Form von Gefühlen und Gedanken, seiner Entwicklung und Schwingung entsprechend wieder ab.

Wir alle beeinflussen uns also gegenseitig durch unsere Schwingung und Ausstrahlung.

Energien, die wir ausstrahlen und abgeben, gehen auch auf Gegenstände wie: Möbel, Kleidung, Spielzeug, Schmuck, über und hängen auch im Raum, wie Energiewolken.

Jeder Mensch und alle Gegenstände im Raum tragen zur Raumenergie dazu.

Wenn man sich auf die Raumenergie einlässt, dann kann man sehr viel über die Leute erfahren, die hier leben und sogar über die, die hier mal gelebt haben.

Alte Energiefelder, die sich noch in Räumen befinden, können unser Wohlbefinden beeinflussen.

Vor einem Umzug in ein neues Haus oder eine neue Wohnung sollte immer erst eine energetische Raumreinigung gemacht werden, da man sonst von den Energien, die noch vom Vormieter da sind, beeinflusst werden kann. Sensitive Menschen und kleine Kinder spüren dies besonders stark.

Eine energetische Raumreinigung sollte regelmäßig gemacht werden, genauso wie ein Hausputz, bei dem wir Staub entfernen, die Fenster putzen usw.

Unbewusst verschließen wir uns, wenn wir disharmonische Energien fühlen. Die Aura zieht sich zusammen und wir schließen unsere Chakren. Doch dadurch können die Energien von außen noch näher an uns heran und uns beeinflussen. Außerdem nehmen wir keine Lebensenergie mehr auf, was uns auf Dauer schwächt und krank macht.

Energien können nicht aufgelöst werden, sie können aber transformiert werden, so wie Wasser zu Dampf wird. Da es sich ja um eine energetische Raumreinigung handelt, setzen wir auch Energie ein, um die disharmonischen Energien zu transformieren.

Hier ist die alles umfassende Liebe der Schlüssel. Dieser liegt in Deinem Herzchakra!

Praxis: Raumreinigung

Verbinde Dich mit Deinem geistigen Führer oder Engel und bitte um Unterstützung.

Spüre nach, wie die Raumenergie ist und wo eine Raumreinigung notwendig ist. Wo sind dunkle Energiewolken?

Verbinde Dich nun mit der göttlichen Quelle und stelle Dir vor, wie weißes Licht mit dem 1. Symbol in Dein Kronenchakra einströmt,

fließt weiter bis in Dein Herzchakra,

weiter in Deine Arme und Deine Hände.

Lege Deine Hände seitlich neben Dein Herzchakra, mit den Handflächen zum Raum hin. Visualisiere das 1. Symbol nun in Deine Handflächen.

Öffne dann mit Deiner Vorstellungskraft vollständig Dein Herzchakra, visualisiere das 1.Symbol hinein und lasse das weiße Licht als Lichtstrahl in den Raum strömen.

Lasse es auch aus Deine Handchakren fließen und sich mit dem Strom aus Deinem Herzen verbinden zu einem mächtigen Lichtstrahl, der sich im Raum ausbreitet.

Spreche dabei immer wieder in Gedanken oder laut ausgesprochen das Mantra Choku Rei.

Vor Deinem inneren Auge siehst Du, wie alle dunklen Wolken in helles Licht transformiert werden. Denke dabei, dass Du den Raum mit Liebe anfüllst. Liebe

> fließt aus Deinem Herzen und Deinen Händen verstärkt durch das Symbol in den Raum.
>
> Wenn alle Räume gereinigt und mit Liebe angefüllt sind, beende die Übung.
>
> Bedanke Dich bei Deinem geistigen Führer oder Engel für Schutz und Hilfe und öffne die Augen.

Du kannst das Symbol auch zur Unterstützung vorher mit Deiner Hand auf alle Wände im Raum zeichnen und das Mantra dabei sprechen. Weihrauch oder Salbei kann die energetische Raumreinigung sehr unterstützen, da sie eine reinigende Wirkung haben. Ich selber nehme am liebsten Weihrauch.

Wenn sich sehr disharmonische Energien im Raum befinden, zum Beispiel nach einem Streit, dann mache die gleiche Übung, jedoch erst mit dem 2. Symbol und danach mit dem 1. Symbol wie oben beschrieben.

Energetische Fernheilung

Die Voraussetzung für eine energetische Fernheilung ist immer das Einverständnis des Menschen, dem Du Energie schicken möchtest, da Du sonst Grenzen verletzt!

Weiter ist es wichtig, dass Du schweigen kannst. Es ist möglich, dass Du während der Verbindung etwas über den Menschen erfährst, was er vielleicht nicht nach außen mitteilen möchte. (Krankheit, Gefühle). Wenn Du etwas mitbekommst, rede mit dem Menschen immer, indem Du Fragen stellst.
Beispiel: Kann es sein, dass Du traurig bist, oder hast Du Beschwerden im Nacken usw. Wenn der Mensch dies verneint, lasse es so stehen. Vielleicht sind es ja auch Deine Gefühle, die Dir nach und nach bewusst werden.

Stelle niemals Diagnosen!!!

Praxis: Fernheilung

Stimme Dich auf Reiki ein, so, wie Du es gelernt hast.

Zeichne dann das 3. Symbol vor Deinem inneren Auge und spreche einige Male das Mantra.

Werde „eins" mit dem Symbol, indem Du es mit Deinen geistigen Händen in Deine Aura ziehst.

Dann stelle mental Kontakt her, zu dem Menschen, dem Du eine Fernheilung geben möchtest.

Du siehst die Person vor Deinem inneren Auge.

Visualisiere das 3. Symbol auf das Dritte Auge des Menschen. Spreche einige Male das Mantra.

Spreche dann den Namen der Person 3 Mal aus. Die Fernbehandlung steht nun unter dem Schutz der Seelenebene.

Fange mit der Energieübertragung an, indem Du sie Dir vor Deinem inneren Auge mit Deinen geistigen Händen vorstellst.

Wenn Dir das schwerfällt, dann kannst Du Dir auch vorstellen, dass der Mensch vor Dir auf einer Liege liegt, oder halte Deine Hände über ein Foto der Person.

Es kann sein, dass Du den Schmerz des anderen vorübergehend spürst, oder seine Gefühle mitbekommst. Doch das ist nur während der Verbindung möglich. Nicht jeder spürt dies.

Wenn die Energieübertragung beendet ist, breche den Kontakt ab.

Stelle Dir vor, wie Du einen Schritt zurück gehst und vor Deinem inneren Auge siehst:

Du bist in Deiner Aura für Dich und der andere Mensch ist in seiner Aura für sich.

Damit löst Du auch den Kontakt auf der mentalen Ebene. Das ist sehr wichtig!!!

Du bist ganz bewusst einen Kontakt eingegangen und solltest ihn auch bewusst beenden. Wenn Du das nicht machst, kann es sein, dass Du für einige Zeit die Beschwerden, Gefühle und Gedanken des anderen Menschen noch mitbekommst. Menschen, die sehr sensitiv sind, spüren das besonders schnell.

Danke für Schutz Führung und Heilung, soweit es geschehen durfte. Diesen Abschluss solltest Du immer machen, wenn Du mit dem 3. Symbol gearbeitet hast.

Du kannst bei der Fernheilung auch die anderen zwei Symbole einsetzen, wenn Du sie brauchst.

Andere Möglichkeiten mit Fernheilung

Du kannst auch vielen Menschen auf einmal über Fernheilung Energie schicken. Zum Beispiel: In Länder, wo Armut herrscht, oder in Katastrophengebiete nach Erbeben und Überflutungen.

Praxis

Stimme Dich auf Reiki ein, so, wie Du es gelernt hast.

Zeichne dann das 3. Symbol vor Deinem inneren Auge und spreche einige Male das Mantra.

Werde „eins" mit dem Symbol, indem Du es mit Deinen geistigen Händen in Deine Aura ziehst.

Dann stelle mental Kontakt her, zu dem Ort und den Menschen, denen Du eine Fernheilung senden möchtest.

Du siehst den Ort und die Menschen vor Deinem inneren Auge.

Visualisiere das 3. Symbol über den Ort und alle Menschen. Spreche einige Male das Mantra.

Die Fernbehandlung steht nun unter dem Schutz der Seelenebene.

Lasse für ca. 15 Minuten Energie aus Deinen geistigen Händen in das Bild fließen und spreche einige Male den Satz:

Zum Wohle des höchsten Selbst eines jeden Einzelnen.

Beende die Übung wie die Fernheilung bei einer einzelnen Person.

Nahrungsmittel aufladen

Du kannst auch Deine tägliche Nahrung mit der Energie des Lebens aufladen.

Stimme Dich auf Reiki ein.

Zeichne dann das 1. Symbol über Deine Nahrung oder das Getränk, das Du aufladen möchtest und spreche das Mantra.

Halte dann Deine Hände darüber und visualisiere das 1. Symbol nun in den Energiefluss über Deinem Kronenchakra und auch in Deine Handflächen und spreche das Mantra. Lasse dann für 1-2 Minuten Energie hineinfließen.

Du kannst es auch mental machen.

Die verschieden Bewusstseinsebenen

Das Überbewusstsein

Das Überbewusstsein ist die Ebene unseres höheren Bewusstseins, unsere Seelenebene. Hier haben wir Zugang zum universellen Wissen und zu unserer Führung, die sich über unsere Intuition mitteilt.

Das Bewusstsein

Das Bewusstsein beinhaltet alle momentanen Informationen eines Menschen, seien es Gedanken, Gefühle oder die Reflexion einer Lebenssituation. Also alles, was den Menschen im Augenblick beschäftigt.

Das Unterbewusstsein

Das Unterbewusstsein beinhaltet alles, was ein Mensch bisher in allen seinen verschiedenen Leben an Erfahrungen gemacht hat. Weiter sind alle Informationen, die der Mensch von außen aufgenommen hat, sei es durch Fernsehen, Rundfunk, Gespräche mit Menschen usw. hier gespeichert. Alle Gedanken, die ein Mensch sich in seinem Leben über etwas macht, speichern sich ebenfalls.

Nun ist im Unterbewusstsein eines jeden Menschen eine schöpferische Kraft am Wirken, die alles was ihm von dem Bewusstsein eingegeben wird, im Leben des Menschen Realität werden lässt. Das Unterbewusstsein ist schöpferisch.

Solange ein Mensch dies nicht weiß und sein Unterbewusstsein mit negativen Gedankenmustern wie Angst, Krankheit, Gefahr, usw. programmiert, wird sein Unterbewusstsein ihm auch solch ein Leben als Erfahrungen gestalten. Es erfüllt ja nur den Wunsch seines Auftraggebers.

Wird einem Menschen jedoch bewusst, dass sein Unterbewusstsein schöpferisch ist, hat er die Möglichkeit sein Leben bewusst zu verändern, indem er seinem Unterbewusstsein positive, dem Leben bejahende Gedanken (Affirmationen) eingibt.

Die Wirkung Deiner Gedanken und Worte

In jedem Augenblick fließt kreative Schöpferenergie durch Dich hindurch. Mit jedem Gedanken und jedem Wort gibst Du ihr eine Richtung. Diese haben auch eine Wirkung auf Deine Energiekörper und auf Deinen materiellen Körper. Darüber hinaus haben sie auch eine Wirkung auf Dein Umfeld, auf Deine Mitmenschen, Tiere und Pflanzen. Du erschaffst neue Realitäten.

Unbewusst gibst Du täglich viel Schöpferenergie in Sorgen, Ängste, Ablehnung, Katastrophen usw. und erzeugst so Schwingungen, die Dir und Deinen Lieben schaden.

Hier nun einige Beispiele:
Beschäftigst Du Dich in Gedanken immer wieder mit Krankheiten und hast Ängste zu erkranken, wirkt sich dies auf Deinen Körper aus. Da du Schöpfer bist, werden Deine Gedanken Realität, was heißt, dass Du Dich selber krank machst. Lasse Deine Gedanken an Krankheit los und lenke immer wieder heilende, dem Körper harmonisierende Gedanken und Gefühle in Deinen Körper.

Machst Du Dir immer wieder Sorgen um Dein Kind und hast Angst, dass ihm etwas passiert, so schickst Du Deinem Kind über die Mental- und Gefühlsebene, über die wir alle miteinander verbunden sind, die Schwingung der Angst, die es dann negativ beeinflussen kann. Wenn das Kind schon sehr ängstlich ist, findet die Energieschwingung Angst, die Du Deinem Kind unbewusst schickst, eine Resonanz und verstärkt sie um ein Vielfaches. So führst Du Deinem Kind unbewusst Schaden zu. Auch kommen diese Schwingungen, die Du ausgesendet hast, immer wieder zu Dir zurück. So schadest Du Dir und anderen. Achte darauf, welche Gedanken und Gefühle Du anderen Menschen schickst. Schicke ihnen lieber positive stärkende Gedanken und Schwingungen.

Durch die Medien wie Fernsehen und Radio hören wir täglich von Katastrophen, Unfällen usw., über die wir uns nachher noch viel Gedanken machen. Wir reden unbedacht mit Freunden und Nachbarn darüber. Vermeide, mit Deinen Mitmenschen zu viel Energie in diese Ereignisse fließen zu lassen.

Bedenke: Wenn täglich einige Millionen Menschen Schöpferenergie in diese Ereignisse lenken, sei es in Gedanken oder mit Worten, so bauen sie ein riesiges Energiefeld um die Erde auf, was solche Ereignisse noch um ein Vielfaches vermehrt (Gedanken werden Realität). Vielleicht ist Dir ja auch schon aufgefallen, dass sich bestimmte Ereignisse in kurzer Zeit wiederholen. Wenn zum Beispiel ein Bus oder ein Flugzeug verunglückt ist, kannst Du oft beobachten, dass in den nächsten Tagen ein zweiter oder dritter Bus oder ein Flugzeug verunglückt. Das kommt, weil so viele Menschen in diese Ereignisse ihre Energie geben.

Wenn Du mit Freunden zusammen kommst, und solche Themen zum Gesprächsthema des Abends oder Tags werden könnten, versuche die Freunde wenn möglich aufzuklären, was dies für eine Wirkung hat, oder lenke ganz bewusst das Gespräch in eine positive neue Richtung.

Achte darauf, dass Du Deine Energie nicht in die Angelegenheiten anderer Menschen lenkst, sei es in Gedanken oder in Taten, denn so machst Du sie zu Deinen, was Dich krankmacht. Jeder Mensch sollte die volle Verantwortung für sein Leben selbst übernehmen. Er muss seine Erfahrungen selber machen, um auf seinem persönlichen Weg weiter zu kommen. Bleibe also bei Dir und Deinen Angelegenheiten, dann sind Deine Beziehungen und Dein Leben viel friedvoller.

Jeder Gedanke und jedes Wort sind Träger von Schöpferenergie und haben ihre Wirkung.

Blockaden erkennen

Um Blockaden zu erkennen, möchte ich Dir eine Übung vorstellen, die mir persönlich sehr geholfen hat. Ich hatte sie vorne im Buch schon mal kurz erwähnt.
In welchen Lebensbereichen fühlst Du Dich nicht mehr wohl, so, wie es momentan ist?

Übung

Gehe in die Entspannung.

Wie sieht es zurzeit in Deiner Partnerschaft aus? Was fühlst Du tief in Dir bei der Reflexion Deiner Partnerschaft?

Was könnte besser sein?

Fühle.

Fühle dabei auch in Deinen Körper hinein.

Wie sieht es im Arbeitsbereich aus?

Wie fühlst Du Dich hier?

Fühle.

Fühle dabei auch in Deinen Körper hinein.

Wie sieht es zurzeit in Deinem Freundeskreis aus?

Sieh Dir die einzelnen Personen an.

Was fühlst Du in der Beziehung zu den Einzelnen?

Fühle.

Fühle dabei auch in Deinen Körper hinein.

Wie sieht die Beziehung zu den einzelnen Personen in Deiner Familie aus?

Zu Deinen Eltern, Kindern, Geschwistern, Schwiegereltern usw.?

Wie fühlst Du Dich mit ihnen?

Fühle.

Fühle dabei auch in Deinen Körper hinein.

Du erkennst vielleicht, dass es in Deinem Leben einiges gibt, was Du ändern möchtest.

Spüre nun nach, in welchem Lebensbereich möchtest Du als Erstes etwas ändern?

Mit dieser Erkenntnis richte Dich nun darauf ein, die Übung zu beenden.

Recke und strecke Dich und öffne Deine Augen.

Mentalheilung.

Die Mentalheilung ist eine wunderbare Möglichkeit, neue Ziele zu erreichen. Wenn Du also erkannt hast, dass Du in einem bestimmten Lebensbereich etwas in Deinem Denken und Handeln ändern möchtest, dann wähle eine Affirmation aus, die vom Inhalt her passt.

Achte darauf:

Das die Affirmation auf ein einziges Ziel gerichtet ist.

Das sie kurz und einfach ist.

Das sie in der Gegenwartsform steht.

Unterstütze die Affirmation immer mit einem inneren Bild und einem positiven Gefühl dazu. (Vorstellung des Ziels)

Einige Beispiele:

Bei Schlafstörungen: Ich schlafe durch bis morgen früh.

Bei Angst, die Dich in bestimmte Lebensbereiche einschränkt: Ich bin selbstsicher und stark........(Prüfung, Auto fahren, wenn ich mit Menschen zusammen bin, usw.). Ich bin mutig.

Bei Verstopfung und trägem Darm: Mein Darm entleert sich jeden Tag ganz leicht.

Bei Schmerzen: Mein.................(Nacken- und Schulterbereich, Bauch, usw.) ist warm, entspannt und schmerzfrei.

Bei starker Unruhe: Ich bin ganz ruhig und entspannt. Ruhe ist in meinem Körper, ist in meinem Geist.

Ich erreiche mein Ziel.

Ich stehe zu meinem Wort, ich rede frei und selbstsicher aus meiner Mitte.

Praktiziere die Mentalheilung mit der Affirmation über einen längeren Zeitraum täglich, bis sich der gewünschte Erfolg einstellt. Unterstütze dies mit einem inneren Bild, indem Du Dir das Ziel vor Deinem inneren Auge während der Übung mit einem positiven Gefühl vorstellst. Ein oder zweimal reicht nicht aus, um eine bleibende Veränderung zu erreichen.

Wichtig
Achte darauf, immer nur positive Affirmationen zu wählen.

Wenn Du bei jemand anderem die Mentalheilung einsetzt, spreche die Affirmation immer vorher mit dem Menschen ab, da Du sonst manipulierst. Bedenke, was Du säst, das erntest Du.

Wenn Du einige Tage mit der neuen Affirmation arbeitest, beginnt sich das alte Muster, das Du vorher gelebt hast, aufzulösen. Es kann sein, dass dabei noch einmal alte Erinnerungen ins Bewusstsein treten. Lasse es geschehen und verdränge sie nicht. Weine, schimpfe für Dich, nur so kann die Wunde heilen.

Praxis: Mentalheilung

Stimme Dich auf die Heilsitzung ein, so wie Du es gelernt hast.

Lege eine Hand auf die Medulla (Wölbung am Hinterkopf) und die andere auf die Stirn und visualisiere das 2. Symbol in den Energiekanal über Deinem Kopf und in Deine Handflächen.

Sprache dann beim Fließen der Energie in Gedanken das dazugehörige Mantra für ca. 1-3 Minuten, bis Du innerlich ganz ruhig bist.

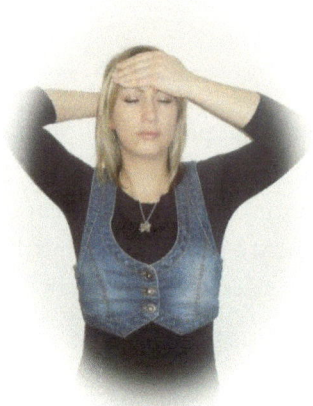

So baust Du emotionalen Stress ab und hast über das Symbol Zugang zu Deinem Unterbewusstsein.

Lege dann Deine Hände auf Dein Herzzentrum.

Spreche nun in Gedanken oder laut für einige Minuten die neue Affirmation.

Unterstütze die Affirmation mit bildlichen Vorstellungen und einem positiven Gefühl.

Beende die Übung, indem Du Dich vor Deinem inneren Auge in einer geschützten, mit Licht gefüllten Aura siehst.

Wiederhole diesen Vorgang über einen längeren Zeitraum täglich, bis sich der Erfolg im Leben einstellt.

Arbeit mit dem inneren Kind

Jeder von uns hat ein verletztes inneres Kind in sich. Diese Übung kann Dir helfen, nach und nach Dein inneres Kind zu heilen.

Übung

Stimme Dich auf Reiki ein und gehe mit Deinem Bewusstsein nach innen.

Bitte Dein inneres Kind, dass es sich Dir zeigt. Wenn das nicht klappt, dann denke daran, wie Du als Kind ausgesehen hast.

Es wird sich Dir ein Bild zeigen. Lasse es geschehen, wie es von selbst kommt. Dann ist es genau richtig. Die Zeit ist dann reif, für genau diesen Kontakt.

Es kann sein, dass Du ein Baby siehst, es kann aber auch ein Kleinkind von drei oder fünf Jahren sein.

Wenn Du es siehst, setze das 3. Symbol auf sein drittes Auge und spreche einige Male das Mantra. Begrüße es und frage, wie es ihm geht.

Stelle Dir nun vor, wie Du Deinem inneren Kind Reiki gibst.

Vertraue auf Deine Intuition, wann Du die anderen Symbole einsetzen sollst. Vielleicht spürst Du dies auch in Deinem Körper, indem sich vielleicht ein Schmerz meldet.

Es ist möglich, dass Gefühle hochkommen, Du vielleicht weinen musst, lasse es geschehen. Vielleicht spürst Du, wie sich Blockaden in Deinem Körper auflösen.

Wenn Du das Gefühl hast, die Behandlung zu beenden, verabschiede Dich von Deinem Kind, sage ihm, dass Du es liebst, und dass Du jetzt öfter Reiki machst.

Komme dann langsam wieder zurück ins hier und jetzt, und beende die Heilsitzung.

So heilst Du nach und nach Dein inneres Kind.

Diese Übung sollte nicht täglich gemacht werden, weil sie in Dir etwas in Bewegung bringt. Verdrängte Erlebnisse werden bewusst gemacht und müssen verarbeitet werden. Das braucht seine Zeit.

Erst wenn Du spürst, dass Du das, was Du durch die Übung in Bewegung gebracht hast, verarbeitet hast, kannst Du erneut eine Reise zu Deinem inneren Kind machen.

Heile auch Deinen inneren Mann und Deine innere Frau Schritt für Schritt so.

Achte immer darauf, dass Du Dich nicht überforderst. Jede Wunde braucht ihre Zeit zum heilen. Ab und zu geht es Dir dann vielleicht nicht so gut. Du musst vielleicht mal weinen oder hast vorübergehend körperliche Beschwerden. Das gehört dazu und geht vorbei. Sorge in solchen Prozessen für genug Ruhe. Gönne Dir Zeit und Energie für Dich selbst.

Entwicklungsmöglichkeiten mit dem 2. Grad

Mit dem 2.Grad beginnt die bewusste persönliche Schattenarbeit. Bei jedem sieht der Inhalt des Schattens anders aus. Jeder Mensch macht andere Erfahrungen und bringt seine Individualität mit auf die Welt.

Auf den folgenden Seiten möchte ich Dir verschiedene Wege der Schattenarbeit vorstellen wie: Heilreisen, Spiegelarbeit und Ängste bewusst machen und auflösen.

Der Schatten

Ein ungeborenes Kind im Mutterleib kennt noch kein Ich oder Du. Es fühlt sich noch „eins" mit der Mutter. Mit der Geburt tritt das Kind in die Dualität ein. Tag und Nacht, Freude und Leid, usw.

In den ersten Lebensjahren kommt es nun durch schmerzhafte Erfahrungen zu vielen Spaltungen in sich, und mit allem. Das Kind lehnt viele Teile seines Selbst ab, (Gefühle, die innere Stimme und vieles mehr) um geliebt zu werden. Der Schatten entsteht. Alles, was der junge Mensch an sich ablehnt und verdrängt, geht in seinen persönlichen Schatten.

Doch damit sind die Schattenanteile, die zu ihm gehören, um vollständig zu sein, nicht weg.

Unbewusst projiziert er seinen Schatten nach außen und wird immer wieder Menschen anziehen, die seine Schattenseiten leben.

Beispiel: Lehnt der Mensch seine Wut ab, wird er immer wieder Menschen anziehen, die ihre Wut leben. Er wird auch hier zuerst wieder ablehnen, bis er irgendwann seine Wut annimmt und integriert.
So versuchen die Schattenanteile sich über das Außen dem Menschen zu nähern, um wieder angenommen zu werden.
Nach und nach kann der Mensch wieder in sich „eins" werden.

Schattenarbeit

Wenn sich Dir eine neue Lernaufgabe stellt und ein Schattenanteil bewusst werden will, zeigt sich das vielleicht in einem Traum. So will sich Dir das Thema langsam nähern, um bewusst zu werden.
Gleichzeitig ziehst Du im Außen, durch die Schwingungen die Du jetzt ausstrahlst, Ereignisse und Personen an, um Dein Thema zu erkennen und Deine Lernaufgabe zu erfüllen.
Hast Du als Lernaufgabe „Grenzen setzen", wirst Du in Situationen kommen, in denen Deine Grenzen verletzt werden. Nun ist es an Dir, Grenzen zu setzen. Du kommst so oft in solche Situationen, bis Du gelernt hast.

Das Thema kann sämtliche Lebensbereiche wie Arbeit, Partnerschaft, Freunde usw. durchziehen. Erst wenn die Lernaufgabe erkannt und integriert ist, kommt eine neue Aufgabe, die sich wieder über Deine Träume, dann im Außen zeigt, erkannt und integriert werden möchte.

Hast Du das erst einmal erkannt, dann ist Dein Leben ein Weg, der Dich von einem Abenteuer zum nächsten führt. Eine aufregende Reise und am Ende wartet das Licht, die Einheit.

Die nachfolgenden Heilreisen und Übungen sollen Dir helfen, Licht in Deine verdrängten Schattenanteile zu bringen. Ich habe sie von meinem Geistführer medial empfangen.

Reise in Deine innere Welt

Heilreise

Gehe in die Entspannung und stimme Dich auf Reiki ein.

Stelle Dir nun vor, Dein Körper ist Deine Welt.

Die Erdoberfläche ist Deine Haut,

die Bäume sind Deine Lungen,

Deine Blut- und Lymphgefäße sind die Flüsse und Bäche Deiner Welt,

Deine Blase ist das Meer,

Dein Herz ist der Mittelpunkt tief in der Erde,

die Tiere sind Deine Instinkte,

und Deine Gedanken und Gefühle sind Dein Volk.

Reise mit Deinem Bewusstsein durch Deine Welt.

Wie sieht die Erdoberfläche aus?

Sind da vielleicht Verkrustungen oder Löcher?

Reise von Land zu Land.

Wie sehen die Bäume aus?

Kann das Wasser der Bäche und Flüsse frei fließen?

Reise von Land zu Land und sieh Dir alles gut an.

Ist das Wasser der Meere klar?

Wie geht es den Tieren in Deiner Welt,

sind sie krank oder gesund?

Wie geht es den Menschen in Deiner Welt?

Sind sie gesund oder fehlt ihnen etwas?

Lasse Dich nun von Deiner Seele zu einem Ort in Deiner Welt führen, an dem Du etwas heilen kannst.

Vielleicht sollst Du Bäume in Dir heilen,

oder Verstopfungen in Bächen oder Flüssen auflösen,

sodass das Wasser wieder frei fließen kann,

oder braucht vielleicht ein Tier Heilung,

oder sollst Du den Menschen helfen und ihnen zuhören.

Lasse Dich von Deiner Seele führen.

Vor Deinem inneren Auge siehst Du den Bereich, wo Du helfen kannst.

Setze das 3. Symbol in diesen Bereich und spreche das Mantra einige Male, damit die Energie wirken kann, jenseits von Raum und Zeit.

Lasse nun mit Deinen geistigen Händen die Heilenergie dahin fließen, wo sie gebraucht wird.

Vertraue auf Deine Intuition, ob Du die anderen Symbole auch einsetzen sollst.

Vor Deinem inneren Auge siehst Du, dass etwas heil wird.

Nachdem Du nun in Dir, Deine Welt kennengelernt hast und etwas in Ordnung gebracht hast, beende die Übung.

Richte Deine Aufmerksamkeit wieder auf Deinen ganzen Körper, atme wieder bewusster tief ein und aus.

Bedanke Dich bei Deiner Seele für die Hilfe und beende die Reise.

Diese Übung bringt etwas in Dir in Bewegung und sollte nicht täglich gemacht werden. Erst wenn die Lernaufgabe erkannt ist und Du im Leben etwas verändert hast, kannst Du eine neue Heilreise machen.

Liebe und achte Deinen Körper, denn er ist ein Teil von Mutter Erde. In diesem Leben hast Du die Verantwortung für ihn übernommen. Du brauchst ihn, um Dich in dieser Welt weiter zu entwickeln.

Reise zum Strand

In dieser Übung steht das Meer symbolisch für das Unbewusste. Wenn die Zeit reif für Dich ist, schwemmt das Unbewusste einen Inhalt an Land. Es soll Dir etwas bewusst werden, was Du vor langer Zeit einmal verdrängt hattest. Jetzt bist Du von Deiner Reife her so weit, dass Du es gut verarbeiten kannst.

Durch diese Übung kommst Du immer gerade an die Themen, die anstehen. Erkenne, warum Du diese Erfahrungen machen musstest. Was konntest Du daraus lernen?

Findest Du bei dieser Übung keinen Gegenstand, dann ist vielleicht ein Thema, an dem Du gerade arbeitest, noch nicht abgeschlossen.

Heilreise

Gehe in die Entspannung und stimme Dich auf Reiki ein.

Stelle Dir nun vor, Du stehst auf von Deinem Platz,

gehe zur Tür und öffne sie.

Du siehst vor Dir einen Weg.

Rechts am Wegrand steht ein Wegweiser, mit der Aufschrift, zum Strand.

Gehe hinaus auf diesen Weg.

Rechts und links wachsen Bäume.

Wie sehen die Bäume aus? Sind sie grün und in Blüte?

Wie sieht der Himmel aus?

Gehe weiter auf diesem Weg.

Immer weiter und weiter.

In der Ferne siehst Du schon den Strand.

Gehe weiter.

Du kannst schon das Plätschern der Wellen hören.

Du kommst nun an, am Strand.

Ziehe Deine Schuhe aus und laufe durch den Sand zum Wasser.

Drehe Dich zur linken Seite und laufe am Wasser entlang.

Nach einigen Metern siehst Du etwas im Sand liegen, es wurde vom Wasser an Land gespült.

Gehe hin und hebe es auf.

Es ist etwas, das Du kennst.

Was Dich an eine Zeit oder Situation aus Deinem Leben erinnert.

Vor Deinem inneren Auge tauchen Bilder und Erinnerungen auf.

Lasse alles geschehen, so wie es kommt.

Was siehst du?

Was fühlst du?

Setze das 3. Symbol in das Bild, damit die Energie jenseits von Raum und Zeit wirken kann.

Lasse nun für einige Minuten Energie aus Deinen geistigen Händen in diese Zeit und Situation fließen.

Erkenne, was Du aus dem, was Du erlebt hast,
lernen konntest.

Mit allem was Du gesehen und gefühlt hast, spüre Dich nun wieder ganz bewusst am Strand.

Du fühlst den Sand unter Deinen Füßen.

Gehe zurück zu Deinen Schuhen und ziehe sie an.

Gehe nun zurück zu dem Weg.

Gehe weiter und weiter auf diesem Weg.

Wie sieht der Himmel aus?

Wie sehen die Bäume aus?

Hat sich vielleicht etwas verändert?

Gehe weiter.

Du kannst nun schon wieder die Tür sehen.

Du kommst nun an.

Öffne die Tür und trete ein in diesen Raum.

Schließe die Tür hinter Dir,

und nimm nun wieder Deinen Platz in Deinem Körper ein.

Lenke Dein Bewusstsein wieder ganz bewusst auf Deinen Körper.

Spüre ihn.

Du fühlst den Boden unter Dir.

Du fühlst Dich sicher und verbunden mit der Erde.

Atme wieder tiefer ein und aus.

Beende die Übung.

Erkenne Deinen Spiegel

Die Spiegelgesetz-Methode ist für mich die einfachste Möglichkeit, meine Baustellen zu erkennen und zu bearbeiten, um mich weiterzuentwickeln. Ich praktiziere sie schon weit über 20 Jahre.

Wir ziehen im Leben immer wieder Menschen an, die etwas leben, das wir in uns unterdrücken und ablehnen, oder der Spiegel zeigt uns etwas, dass wir genauso leben, nur ist es uns selbst nicht bewusst. Solange wir weiter in Verurteilung und Ablehnung bleiben, kann keine Entwicklung stattfinden, wir hängen fest.

Wenn Du also im außen einen Menschen siehst, der sich Deiner Meinung nach falsch verhält, so schaue Dir das Thema auch bei Dir an.

> Übung
>
> Gehe in die Entspannung ....
>
> Vor Deinem inneren Auge erscheint die Person, mit der Du im Moment Spannungen hast.
>
> Was fällt Dir störend an ihr auf? (Thema)
>
> Beobachte Deine Gefühle.
>
> Nun schaue Dir das Thema ganz ehrlich in Deinem Leben an.
>
> Wo handelst Du genauso?
>
> Oder ist es etwas, was Du in Dir unterdrückst?
>
> Mache Dir dies bewusst.
>
> Beende die Übung.

Sobald Du Deinen Spiegel erkannt hast und nicht mehr in die Ablehnung und Verurteilung gehst, kann wieder Entwicklung geschehen. Wahrscheinlich erkennst Du, dass Du selbst etwas in Deinem Handeln ändern solltest, oder Du hast nun die Möglichkeit, einen verdrängten Persönlichkeitsanteil bewusst zu machen, der nun angenommen werden möchte.

Deinen Ängsten begegnen

Jeder Mensch trägt Ängste in sich. Der eine hat Angst vor Nähe, der andere hat vielleicht Angst vor seinen Gefühlen usw. Durch irgendein Erlebnis sind diese Ängste einmal entstanden.

Ängste können uns einschränken und unsere Lebensqualität ist nicht mehr die, die sie eigentlich sein könnte. Viel Lebensfreude geht dadurch verloren.

Wenn wir diesen Ängsten in uns immer wieder nachgeben, werden sie mit der Zeit immer mächtiger und es kann sogar so weit gehen, dass sie unser Leben bestimmen.

Doch soweit muss es nicht kommen, wenn man sich seinen Ängsten stellt. Wichtig ist, sich erst einmal seine Angst bewusst zu machen und sich diese auch einzugestehen. Es ist keine Schande Angst zu haben.

Indem Du Dir Deine Angst bewusst machst und nicht mehr verdrängst, verliert sie ihre Macht über Dich.

Wovon hält Deine Angst Dich ab, was kannst Du durch sie nicht leben? Das ist die Frage, auf die Du versuchen solltest, eine Antwort zu bekommen.

1. Teil der Übung

Gehe für einige Minuten nach innen und entspanne Dich.

Welche Angst möchtest Du jetzt loslassen?

Mache sie Dir bewusst.

Fühle in Deinen Körper.

Wo sitzt diese Angst?

Wie sieht Deine Angst aus?

Lasse vor Deinem inneren Auge ein Bild oder ein Symbol entstehen.

Beende die Übung, und komme mit Deiner Aufmerksamkeit in den Raum zurück.

2. Teil der Übung

Male Deine Angst als Symbol oder Bild auf ein Blatt Papier.

Schreibe auf, was Du durch diese Angst nicht leben kannst. Wovon hält sie Dich ab? Mache Dir Dein neues Ziel bewusst.

Nachdem Dir nun alles, was diese Angst betrifft, bewusst ist, verbrenne das Blatt.

3. Teil der Übung

Wähle für das neue Ziel eine passende Affirmation aus.

Stimme Dich auf die Mentalheilung ein und praktiziere sie, wie unter Mentalheilung - Übung beschrieben.

Vor Deinem inneren Auge siehst Du Dich nun das ausführen,

wovon die Angst Dich bisher abgehalten hatte.

Du siehst dies vor Deinem inneren Auge.

Du füllst Dich sehr gut dabei.

Fühle Sicherheit, Vertrauen und Mut in Dir.

Beende die Übung

Wiederhole den 3. Teil der Übung (Mentalheilung) täglich über einen längeren Zeitraum, bis sich der Erfolg einstellt.

Du hast nun verschiedene Übungen kennengelernt. Suche Dir die Übungen aus, mit denen Du am besten zurechtkommst und Dich wohl und sicher fühlst. Praktiziere sie immer wieder, bis Du das Gefühl hast, dass eine Sache abgeschlossen ist und nun was Neues kommen kann. So wird Dein Schatten nach und nach immer kleiner und Du wirst wieder ganz.

Reiki

Der 3. Grad

Die Erde und ich sind Eins.

Mutter Erde, vergib mir.
Viele Leben nahm ich teil an Deiner Zerstörung,
aus Habgier, Macht und Unwissenheit.
Vergib mir.
Mir wird bewusst, wie schön Du doch bist.
Ich liebe Dich.
Vergib mir.
Ein tiefer Schmerz und tiefe Trauer erreichen mich von Dir.
Obwohl ich all dies getan habe,
liebst Du mich.
Mein Herz ist so schwer.
Vergib mir.
Ab heute will ich den Himmel auf die Erde bringen,
das verspreche ich Dir.

Der 3. Baustein nach Mikao Usui

Erst wenn der größte Teil der persönlichen Schattenarbeit abgeschlossen ist, solltest Du Dich in das Meistersymbol einweihen lassen, denn mit der Einweihung beginnt nach und nach die Arbeit für das Kollektiv. Es ist ein Weg des Dienens und der Liebe.

Die Ausbildung zur Reikilehrerin bez. zum Reikilehrer beginnt. Sie sollte die Teilnahme von mehreren Reikiseminaren über ca. 1 Jahr beinhalten, in denen Du lernst, anderen Menschen Reiki zu vermitteln.
Wichtige Themen der Ausbildung sind: Das Vermitteln von Reiki, Seminarleitung, Gesprächsführung, der Umgang mit Problemen, die kommen könnten, das Erlernen der Einweihungsrituale und Dein Weg der Meisterschaft über das eigene Leben.

Du wirst in das 4. Symbol eingeweiht und erlernst die Einweihungsrituale. So wirst Du zum Bindeglied zwischen Himmel und Erde.

Das 4. Symbol ist auch ein Meditationssymbol. Es hilft Dir, wieder in Kontakt mit dem göttlichen Licht in Dir zu kommen und es auf der Erde zu leben.

Der Weg der Meisterschaft über das eigene Leben beginnt.

Das 4. Symbol

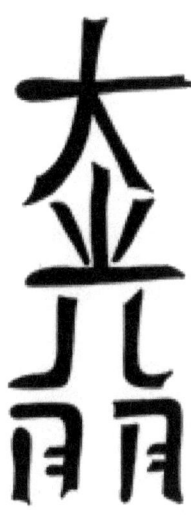

Das Mantra des 4. Symbols heißt DAI KOMIO. Es ist das Meistersymbol im Reiki und heißt übersetzt: ***Großes leuchtendes Licht.*** Es unterstützt Dich, in der Meditation die Einheit mit allem was ist, zu erfahren.

DAI KOMIO ist der Schlüssel für die Reikieinweihungen.

Das Meistersymbol ist nur für Deine persönliche Entwicklung durch Einsatz in der Meditation gedacht und nicht für Reikibehandlungen bei anderen Menschen!!!

Mit den Symbolen des 2. Grades ist es Dir möglich, jenseits von Raum und Zeit zu wirken, also jenseits der dreidimensionalen Realität. Die Schwingung des Meistersymbols ist noch viel höher in der Schwingung und hebt sogar die Polarität auf.

Zum Meister der Lebensenergie

Mit der Einweihung in das Meistersymbol, beginnt ein neuer Lebensabschnitt, der mit vielen Lernschritten verbunden ist. Es macht bei der Einweihung nicht „Peng", und Du bist ein erleuchteter Meister.

Vielmehr wird ein Prozess in Gang gesetzt, der, wenn Du Dich darauf einlässt, zu Harmonie und Einklang mit der gesamten Schöpfung bringt.

Doch das ist ein langer Weg und geht nur Schritt für Schritt. Hilfreich auf diesem Weg ist Dir die tägliche Meditation mit dem DAI KOMIO, dem Meistersymbol.
Mit ihm verbindest Du Dich immer wieder mit der Quelle allen Lebens und kommst so mit der göttlichen inneren Weisheit in Kontakt.

Sich in jedem Augenblick dieser inneren Weisheit anzuvertrauen, sie durch Dich fließen und sich ausdrücken zu lassen, das ist Ziel dieses Weges.

Das beste Beispiel dafür ist die Natur. Nur da, wo der Mensch eingreift, kommt es zur Disharmonie und Krankheit. Der Mensch beschneidet sich selbst wie einen Bonsaibaum und nimmt sich so viele Möglichkeiten, die Vielfalt des Lebens zu erfahren, was früher oder später zu Krebs führen kann.

Auf diesem Weg kommen viele neue Lernaufgaben auf Dich zu. Wichtig ist, loszulassen von allen Vorstellungen, Bewertungen und Erwartungen. Weiter hilfst Du mit, „kollektive Themen" zu lösen.

Meditation mit dem 4. Symbol

Wenn es Dir möglich ist, meditiere im Sitzen, weil man im Liegen doch schneller einschläft. Ein Yogakissen oder eine zusammengerollte Decke helfen, eine bequeme Sitzhaltung einzunehmen. Deine Wirbelsäule sollte gerade und aufgerichtet sein. Gehe ohne irgendwelche Erwartungen in die Meditation, weil Du Dich sonst blockierst. Öffne Dich für das, was geschehen möchte.

> Stimme Dich auf Reiki ein, so wie Du es gelernt hast und zeichne vor Deinem inneren Auge ganz groß das Meister-Symbol in weiß-goldenem Licht. Sprehe in Gedanken oder auch laut immer wieder das Mantra DAI KOMIO.

Stelle Dir nun vor, wie Du mit Deinen geistigen Händen das Symbol in Deine Aura ziehst. Spreche weiter das Mantra.

Lege Deine Hände nun auf Dein Herzchakra und lasse die Energie fließen. Dabei siehst Du vor Deinem inneren Auge das Symbol ganz groß in Deiner Aura.

Wenn Du das Bild am Anfang nicht lange halten kannst, so macht dies nichts. Spreche einfach immer wieder das Mantra (ca. 20 Min.) und denke zwischendurch an das Symbol.

Du kannst auch an Dein göttliches Selbst denken, während Du weiter das Mantra sprichst.

Schließe die Meditation ab, indem Du Dich bei der geistigen Welt für Schutz, Führung und Heilung bedankst. Erde Dich. (Wurzel in der Erde verankern)

Begleiterscheinungen in der Meditation

Es ist möglich, dass sich in der Meditation Lichterlebnisse einstellen. Das kann sich zum Beispiel so zeigen, dass es vor Deinem inneren Auge immer heller wird, als wenn die Sonne aufgeht. Wenn Du Dich für dieses Licht öffnest, strömt es über Dein Scheitelchakra in Dich ein. Du fühlst es vielleicht als einen Schauer, ein durchfluten von Energie bis in Deine Füße. Es erfüllt Dich bis in jede einzelne Zelle. Habe keine Angst vor solchen Erlebnissen. Es kommt immer nur so viel, wie Du verkraften kannst.

Du kannst während der Meditation das Gefühl haben, mit allem „eins" zu sein. Du spürst Deinen Körper nicht mehr, oder Du verlässt ihn.

Es ist möglich, dass Du Kontakt zu Deinem Schutzengel oder Deinen geistigen Lehrern bekommst. Sie begleiten Dich seit Deiner Geburt und sind immer für Dich da, um Dir mit Rat und Tat zur Seite zu stehen, soweit es möglich ist und Du Dich dafür öffnest.

Farben und Symbole können vor Deinem inneren Auge erscheinen. Doch das ist individuell. Diese können Botschaften für Dich sein.

Immer öfter wirst Du einen Zustand von reinem Sein erfahren. Da ist kein Wollen und Kämpfen mehr, sondern Zufriedenheit, innere Stille und Frieden, frei von Bewertung und Ablehnung. Nach und nach wird Dein Handeln nur noch im Einklang mit den kosmischen Gesetzen sein. Du spürst tief in Dir, wie Du in Situationen handeln solltest.

==Nach und nach wird Dir bewusst, dass wir alle miteinander verbunden sind und zu einer Einheit gehören.==

So wie Dein Körper mit seinen vielen Zellen, wo jede ihren Platz und ihre Aufgabe hat, sind sie doch alle zusammen eine Einheit. (Mikrokosmos – Makrokosmos). Wie oben so unten.

Wenn Du uns Menschen und unsere Handlungen ansiehst, erkennst Du, dass noch viel Bewusstseinsarbeit nötig ist.

Alle Erfahrungen, die ich hier angesprochen habe, können auch schon vor der Einweihung in das Meistersymbol gemacht werden. Jeder erlebt dies individuell seiner Entwicklung entsprechend.

Lernaufgaben eines Reikilehrers

Die Arbeit für das Kollektiv beginnt. Denn erst wenn der größte Teil der persönlichen Schattenarbeit abgeschlossen ist, bist Du reif für diese Arbeit. Durch den Weg, den Du bisher gegangen bist, hast Du viel Erfahrung und Wissen erlangt und bist nun Wegweiser für viele andere.

> Nur der Mensch, der den Weg selber gegangen ist und noch geht, kann anderen Menschen auf ihrem Weg mit hilfreichen Tipps zur Seite stehen.

Achte immer darauf, dass Du Deine Wahrheit nicht zum Dogma machst. Sei weiterhin immer offen für neue Impulse. Was heute für Dich richtig ist, kann morgen schon wieder anders sein, weil sich mit Deiner Entwicklung Deine Wahrnehmung verändert und erweitert. Halte nicht an Deiner Wahrheit fest, da sonst kein Wachstum mehr stattfinden kann. Sei immer offen für gesunde Kritik. Vermittle es auch Deinen Schülern so.

Achte immer die Grenzen und den freien Willen eines Menschen, der zu Dir kommt. Alles sollte ohne Zwang geschehen.

Erzähle in den Seminaren auch von Deinem Weg und Deinen Erfahrungen, mit seinen Höhen und Tiefen. Indem Du Dich öffnest, entsteht eine vertrauensvolle Basis zwischen Dir und Deinen Schülern.

Achte immer darauf, wo der Mensch, der zu Dir kommt, in seiner Entwicklung steht, was er schon weiß oder womit er sich schon beschäftigt hat. In einem Gespräch hörst Du oft schon ganz viel heraus. Gebe Dein Wissen wohl dosiert und sehr achtsam weiter. Lasse Dich da nicht vom Ego lenken, das sich gern darstellt. Dein Herz ist hierbei der beste Führer!!!

In Deiner Position hast Du auch mit dem Thema Macht zu tun. Setzt Deine Macht immer zum Guten ein. Achte darauf, niemals Deine Macht einzusetzen, um andere Menschen zu manipulieren. Bedenke, alles kommt auf Dich zurück.

Achte darauf, dass Du bei allem immer genug Zeit für Deine persönliche Entwicklung hast.

Jedes Wochenendseminar setzt auch bei Dir wieder etwas in Bewegung. Es gibt keinen Zufall, warum gerade zu diesem Zeitpunkt, diese Menschen zu Dir gefunden haben. (Schatten-Spiegelarbeit).

Wenn Du als Lehrer tätig wirst, ist es möglich, dass Deine Schüler in Dir einen Führer sehen.

Achte immer darauf, dass keine Abhängigkeiten entstehen!

Führe Deine Schüler in die Selbstverantwortung, sodass sie frei und unabhängig werden. Nehme ihnen zum Beispiel keine Entscheidungen ab.

Es kann sein, dass ein Schüler „sein Bild" von einem Meister auf Dich projiziert. Und dann, irgendwann, wenn er erwacht, enttäuscht ist, dass Du nicht seinem Bild entsprichst. Auch damit solltest Du klarkommen, ohne an Dir zu zweifeln.
Sei voller Mitgefühl für diesen Menschen da, wenn er es selbst noch möchte. Auch Du warst sicher schon in diesem Gefühl. Schicke ihm Licht und Liebe.

Der Dauerredner

Recht häufig wirst Du in Gruppen erleben, dass eine Person dabei ist, die durch ununterbrochenes Reden die ganze Aufmerksamkeit auf sich zieht. Du hast dann vielleicht Schwierigkeiten, mit Deinem Programm weiterzukommen. Auch ist das auf Dauer nervend für die anderen Seminarteilnehmer.
Unterbreche die Person und weise freundlich darauf hin, dass die Zeit begrenzt ist und Du mit Deinem Programm sonst nicht durchkommst. Lenke die Gesprächsrunde, indem Du die anderen Teilnehmer ansprichst und ihnen so eine Brücke baust, auch zu Wort kommen zu können.
Sollte dieser Hinweis nicht den gewünschten Erfolg bringen, bitte den Dauerredner in einer Pause um ein Gespräch unter vier Augen. Bitte ihn um Verständnis, sich etwas zurückzunehmen, weil sonst die anderen Teilnehmer kaum zum Zuge kommen.

Der Besserwisser

Weiter kommt es mal vor, dass an einem Seminarwochenende eine Person dabei ist, die meint, immer alles besser zu wissen und egal, was Du sagst, immer dagegen redet, oder ergänzen will.

Weise diesen Menschen freundlich darauf hin, dass jeder Mensch immer nur seine Wahrheit, seinem Entwicklungsstand entsprechend weiter geben kann, und dass man immer offen sein sollte, für neue Informationen. Sage ihm: „Spüre bei allen neuen Informationen in Dich hinein, ob es zu Deiner Wahrheit passt und nimm das an, was sich für Dich gut anfühlt. Den Rest lasse los. Was für mich richtig und wahr ist, muss für Dich noch lange nicht so sein." So wirkst Du auf ihn und die anderen nicht dogmatisch, was Du auch nicht sein solltest und der Besserwisser wird sich aus meiner Erfahrung mehr zurückhalten.

Der ewig Jammernde

Er versucht die Aufmerksamkeit der Gruppe und des Leiters dadurch zu erlangen, indem er ununterbrochen davon redet, wie schlecht es im geht. Weiter redet er ständig von Krankheiten und zieht so viel Energie von den anderen.

Weise den Jammernden freundlich darauf hin, dass er dadurch, dass er sich nur mit Krankheit und negativen Gedanken beschäftigt, seine Zukunft auch so ist. (Was Du denkst das ist). In diesem Seminar erlernt er eine Technik, mit der er sich selbst etwas Gutes tun kann. Weiter sollte er wieder mehr Verantwortung für sich übernehmen. Dadurch stärkt sich nach und nach wieder sein Selbstbewusstsein und er kommt wieder zu einem positiven Lebensgefühl.

Der Helfer (Helfersyndrom)

Er fällt unter anderem dadurch auf, dass er ständig gute Ratschläge für die anderen Teilnehmer und auch für Dich parat hat und helfen will. So möchte er die Anerkennung der Gruppe und des Leiters bekommen. Das kann so weit führen, dass er unbewusst die Führung, die ja eigentlich Deine ist, in der Gruppe übernimmt.

Falls Dir so ein Helfer frühzeitig auffällt, weise darauf hin, dass die Zeit für das Seminar beschränkt ist, und komme zum Thema Reiki zurück. Weise darauf hin, dass er den anderen Teilnehmern in den Pausen oder am Ende des Tags mit seinen Tipps hilfreich zur Seite stehen kann, wenn diese es wünschen. Schenke allen dann die gleiche Aufmerksamkeit.

Der Schweigende

Das Gegenteil vom Alleinunterhalter ist der Schweigende. Er verhält sich sehr ruhig und hört zu. Nur selten stellt er Fragen. Wenn Du ihn etwas fragst, kommen meist nur ganz knappe Antworten.

Übe keinen Druck auf den Schweigenden aus. Schenke ihm die gleiche Aufmerksamkeit wie den anderen.

Einen neuen Reikimeister ausbilden

Bevor Du einen anderen Menschen zum Reikilehrer bez. zur Reikilehrerin ausbildest, solltest Du genug eigene Erfahrungen als Lehrer gemacht haben. Sei Dir der großen Verantwortung bewusst, die Du hast, wenn Du jemandem den Lehrergrad gibst. Du gibst ihm/ihr die Position und Macht, die er/sie dann hat.

Vertraue auf Deine Intuition und Deine geistigen Führer. Wenn Du ein ungutes Gefühl hast, bleibe Dir treu und rede ganz offen mit diesem Menschen. Vielleicht hat er noch einiges an sich aufzuarbeiten, was er für diese Tätigkeit braucht. Wenn er meint, er müsse zu jemand anderen gehen, dann lasse ihn gehen.

Gruppenarbeit

Wenn Du einige Zeit als Lehrer tätig bist, taucht vielleicht der Wunsch in Dir auf, eine Reikigruppe zu gründen. Dadurch kommen neue Lernaufgaben auf Dich zu. Eine Gruppe auf längere Zeit zu leiten, verlangt viel Verantwortungsgefühl, Liebe, Gerechtigkeit und Hingabe von Dir. Überprüfe deshalb vorher, ob Du Dich dieser Aufgabe schon gewachsen fühlst.

Schenke jedem Gruppenmitglied die gleiche Aufmerksamkeit, da sonst Eifersucht aufkommen kann.

Es kann vorkommen, dass 2 Gruppenmitglieder sich nicht sympathisch sind und bei Dir anrufen, um über die andere Person negativ zu reden. Achte darauf, dass kein Klatsch entsteht. Weise auf die Spiegelfunktion hin. Auch sollten sie ein persönliches Gespräch mit dem Menschen suchen, den sie ablehnen. Meist führt dies zu neuen Erkenntnissen.

Weise gleich zum Anfang der Gruppe darauf hin, dass es Regeln gibt:

Schweigepflicht. Du kannst über Deine eigenen Erfahrungen bei Freunden reden. Was jemand anderes in der Gruppe erzählt, bleibt im Raum.

Wenn ein Gruppenmitglied etwas erzählt, sollten die anderen zuhören und ihm die ganze Aufmerksamkeit schenken. Es sollten keine Zwischengespräche stattfinden, da das sehr störend ist.

Jede Person soll die Möglichkeit haben, sich mitzuteilen. Wenn eine Person die ganze Aufmerksamkeit für den ganzen Abend auf sich zieht, ist das Fließen der Energien nicht mehr in Harmonie. (Geben - Nehmen)

Jeder Teilnehmer ist für sich selbst verantwortlich, und acht auf seine Grenzen. Er selbst entscheidet, wie weit er sich öffnen will und welche Übungen er mitmachen möchte.

Entwicklungsmöglichkeiten mit dem 3. Grad

Das alte Bewusstsein

Die Erde mit ihren Bewohnern befindet sich zurzeit in einer Entwicklungsphase, die sie nach und nach zu einem höheren Bewusstsein führt. Ein großer Umbruch findet statt.
Unser Handeln aus dem alten Bewusstsein heraus war fast nur noch von Ängsten bestimmt. Wir lebten in der Illusion und dem Glauben, von Gott und unseren Mitmenschen getrennt zu sein und hatten vollständig vergessen, wer wir sind. Unser Selbstbewusstsein versuchten wir uns durch Anerkennung von außen zu holen, sei es durch beruflichen Erfolg oder indem wir über andere Mensch Macht hatten und diese missbrauchten. Dies war oft mit großer Mühe verbunden, kostete viel Energie und führte uns noch weiter von unserem wahren Selbst weg. Wir lebten in dem Glauben, dass unser Leben von außen gelenkt würde und wir allem ausgeliefert wären, ja dass wir machtlos wären. Wir versuchten täglich durch Kontrolle alles in den Griff zu bekommen und unterdrückten so viele Gefühle und Impulse in uns. So entstanden Ängste über Ängste, die sich auf der körperlichen Ebene als Krankheiten manifestierten. All unsere Macht und Verantwortung gaben wir nach außen ab.

In diesem Bewusstseinszustand ist heute noch der größte Teil der Menschheit.

Das neue Bewusstsein

Unser Handeln aus dem neuen Bewusstsein heraus bringt die alles umfassende göttliche Liebe auf Erden zum Ausdruck. Wir sind uns bewusst, dass wir mit Gott eins sind. Unser Selbstbewusstsein ist echt. Es ist nicht mehr nötig, sich Anerkennung von außen zu holen.

Bei allem, was wir tun, ist es immer zum Wohle aller Menschen.

Uns ist bewusst, dass wir uns alles selbst erschaffen, und übernehmen die volle Verantwortung dafür.

Wir erschaffen uns als bewusste Schöpfer unser Leben auf der Erde.

Keiner könnte andere Menschen mehr absichtlich verletzen oder ihnen anderweitig Schaden zufügen, weil er weiß, dass wir alle eins sind und dass er sich nur selbst Schaden zufügen würde.

Wir lassen uns nur noch von unserer Intuition und unserem Herzen leiten.

Auf dem Weg zur Meisterschaft geht es auch darum, kollektive Themen bewusst zu machen und zu heilen.

Erinnere Dich von Anfang an

Erwache.......
Vor einer unendlich langen Zeit nach unserer menschlichen Zeitrechnung beschloss Gott, sich als Schöpfer und Liebe *zu erfahren.*
Aus sich heraus projizierte er sich in eine unendliche Anzahl von Bewusstseinseinheiten, die jede für sich einen individuellen Ausdruck der göttlichen Schöpferenergie enthielt. So entstanden unzählige geistige Wesen (Seelen) göttlichen Ursprungs, individuell doch von ihrem Ursprung her gleich und eins. Aus der »Einheit« entstand die Vielfalt.
Alle geistigen Wesen hatten die gleiche Macht aus der Quelle bekommen, Schöpfer zu sein. Jede Bewusstseinseinheit (Seele) fing aus sich heraus an, ihre kreative Schöpferenergie durch *Inspiration aus Quelle* in eine Form zu lenken. So entstand das Universum in all seiner Vielfalt. Alles war in einer göttlichen Ordnung und in Harmonie mit allem.
Eine dieser wundervollen Schöpfungen war die Erde. Einige Seelen (wir) beschlossen, sich als schöpfende Wesen göttlichen Ursprungs in einem materiellen Körper zu erfahren.
Sie projizierten aus sich heraus einzelne Bewusstseinsanteile, die als menschliche Wesen auf der Erde in eine polare Realität, also in eine Welt voller Gegensätze inkarnierten. Diese Menschen verkörperten die alten Kulturen wie Lemuria und Atlantis. Sie hatten noch Zugang zu ihrem wahren Ursprung und setzten *die Schöpferkraft ganz gezielt ein*, indem sie durch *Inspiration aus der göttlichen Quelle* ganz bewusst mit Gedanken, Gefühlen und Worten Schwingungen erzeugten, die dann Realität wurden. Diese Menschen waren sich

bewusst, dass sie Schöpfer ihrer Realität waren und dass jede Schöpfung des Einzelnen *eine Wirkung auf »alles« hat*. Sie wussten, dass jeder die Verantwortung für sein Leben selber hat. Alle lebten im Einklang mit allem und jeder hatte seinen Platz im großen Ganzen.

Wenn ein Inkarnationszyklus zu Ende war, kehrte die »Bewusstseinseinheit« mit all ihren Erfahrungen aus dem Erdenleben zu ihrem Kern, zu dem sie gehörte, zurück. Neue wurden »ausgesandt«. So machten wir Seelen viele individuelle Erfahrungen.

Doch dann kam eine Zeit, in der die Menschen anfingen, ihre Macht zu missbrauchen. Sie hörten nicht mehr auf die Inspiration aus der göttlichen Quelle. Machtmissbrauch und Habgier bestimmten ihre Gedanken und Handlungen. Dadurch verdichtete sich ihre Schwingung, was einen zunehmenden Bewusstseinsverlust zur Folge hatte. Die Balance der Polarität geriet aus dem Gleichgewicht, und viele Krankheiten waren die Folge. Die Polarität und Vielfalt wurden unbewusst abgelehnt.

Immer mehr verloren sie an Bewusstsein und an Verbindung zu ihrem Ursprung. Angst entstand und wurde von Inkarnation zu Inkarnation immer größer.

Die Menschen vergaßen, dass sie von ihrem Ursprung her ein göttliches, schöpferisches Wesen sind, und ihre Schöpfungen gingen nun unbewusst weiter, was die Polarität noch mehr aus dem Gleichgewicht brachte. Sie lenkten nun unbewusst ihre Schöpferenergie in Ängste, Kampf, Krankheiten, Zerstörung, Feindschaft, Misstrauen und vieles mehr und ihr Leben war nun auch dementsprechend. Das Gesetz des Karmas

(Ausgleich) trat in Kraft, um so die Balance der Polarität wieder herzustellen.

Die Illusion der Trennung zum göttlichen Bewusstsein und auch unter den Menschen wurde immer größer. Da die Menschen kaum noch bewussten Zugang zu ihrem Ursprung hatten, suchten sie im Außen nach Verbundenheit und Wahrheit. So entstanden viele verschiedene Religionsformen mit dogmatischem Denken und Handeln. Dieses begrenzte Wissen, falsche Glaubenssätze und falsche Verhaltensmuster wurden über viele Generationen weitergegeben und führten den Einzelnen immer weiter weg von seiner eigenen Verbindung zur göttlichen Quelle und seinem individuellen Weg. Es war kaum noch persönliches Wachstum möglich.

Immer wieder schickte die göttliche Quelle Boten auf die Erde, die als Menschen inkarnierten. Jesus, Buddha und Mohammed waren einige davon. Sie sollten uns an unseren Ursprung und an unsere Macht erinnern und uns helfen, die Verbindung zu unserem Ursprung wieder herzustellen. Doch viele Menschen, die zu dieser Zeit lebten, verfälschten diese Botschaften, weil sie Angst hatten, ihre Macht zu verlieren oder weil sie die Botschaften auch gar nicht verstanden. Dadurch entstand noch mehr Trennung und Krieg unter den Menschen.

Doch einige Menschen erreichten die Boten im Herzen. Diese erwachten nach und nach durch viele Inkarnationen hindurch aus ihrer Unbewusstheit. Sie wurden sich ihrer selbst als göttliche, schöpferische Wesen wieder bewusst.

Diese Menschen sind wir selbst. Unzählige Male haben wir schon ein Leben auf dieser Erde gelebt. Der Prozess des Erwachens geht nun in der nächsten Zeit auf das kollektive Bewusstsein über und alle Menschen auf der Erde werden sich nach und nach erinnern, dass sie von ihrem Ursprung her schöpferische, göttliche Wesen sind.

Sei Dir bewusst, dass Du ein Schöpfer göttlichen Ursprungs bist.

Die Schwingung halten

Eine tägliche Herausforderung ist es, die höhere Schwingung zu halten und nicht immer wieder mit anderen Menschen und dem Kollektiv mitzuschwingen.

In jedem Augenblick die Schwingung zu halten und aus ihr heraus zu handeln, um so die Schwingung der Erde und des Kollektivs anzuheben, das ist die Aufgabe der Meister des Lebens auf Erden.

Nur durch unser bewusstes Handeln aus dem höheren Bewusstsein heraus kann dies geschehen.

Auf diesem Weg ist es immer wieder möglich, vorübergehend in der Schwingung und im Bewusstsein abzusinken, wenn man nicht in jedem Augenblick bewusst ist!

Hier möchte ich nun einige hilfreiche Tipps weitergeben, die mir persönlich immer wieder geholfen haben, die Schwingung zu halten oder anzuheben, wenn ich mal wieder vorübergehend in ein altes Muster gerutscht bin.

Praktiziere täglich Reiki für Dich, um Dich wieder in Deine innere Mitte, ja in Dein Zentrum zu bringen. So hebst Du Deine Schwingung wieder an, wenn sie mal wieder abgesunken ist.

Mache Dir ab sofort täglich immer wieder mal bewusst, dass Du von Deinem Ursprung her ein göttliches, schöpferisches Wesen bist. Eins mit der göttlichen Quelle und allem, was ist. Wenn Du Dich mal wieder dabei erwischst, dass Du verurteilst oder etwas ablehnst, dann rufe Dir sofort ins Bewusstsein, dass in jedem Menschen alles enthalten ist. So ist in jedem ein Heiliger, eine Hure, ein Held, ein Dieb, ein Geber, ein Nehmender, ein Kind usw.

Lehnst Du nur einen Teil davon ab, nimmst Du Dir damit Deine Einheit, Deine Ganzheit und Balance, was wieder zu Krankheit führen kann.

Du selbst bist Schöpfer Deines Lebens. Da, wo Du mit Deiner Aufmerksamkeit bist, fließt Deine Schöpferenergie hin. In jedem Augenblick lenkst Du Energie in Gedanken und Gefühle und erschaffst so eine bestimmte Schwingung und Form, die sich dann verdichten und dementsprechend Deine »kommende« Realität erzeugen. Übernimm wieder die volle Verantwortung dafür und lenke mit Deinem Bewusstsein nur noch Energie in die Gedanken, die Du als Realität erfahren möchtest!

Alle Menschen sind über ein unsichtbares Energiefeld miteinander verbunden und gehören zu **einer Einheit**.
Jede Handlung eines Menschen wirkt sich auf alle anderen aus, da wir alle miteinander verbunden und *eins* sind.

Achte darauf, dass Du Dich aus den Angelegenheiten anderer Menschen heraus hältst. Denn auch dadurch kannst du ganz schnell in Deiner Schwingung und Deinem Bewusstsein abstürzen.
Achte darauf, wohin Du Deine Aufmerksamkeit lenkst, sei es in Gedanken oder in Gesprächen mit anderen.

Vertraue Dich mit ganzem Herzen Deiner inneren Führung an und handle danach.

Nimm in jedem Augenblick das an, was ist, ob Du traurig, glücklich, ängstlich usw. bist, das ist der Weg zum »Ich bin«.
Sobald Du etwas nicht sein möchtest, ob ängstlich, traurig usw. bist Du nicht mehr im »Sein«. Alles ist Ausdruck des »Göttlichen«.
Das ganze Universum in all seiner Vielfalt ist in uns. Diese Vielfalt zu erfahren und nichts mehr abzulehnen, das ist das große »Ich bin«. **Jeder ist »Ich bin«.**

Erfahrungsberichte mit Reiki

Markus

Ein junger Mann mit Namen Markus war von einem Arztbesuch aus auf dem Weg nach Hause, als ihm plötzlich der Gedanke kam, zu mir zu fahren. Er hatte mich etwa zwei Jahre vorher kennengelernt, als er mit seiner Cousine für ein Gespräch bei mir war. Er folgte diesem inneren Impuls und fuhr zu mir.

So stand er dann wenige Minuten später vor meiner Tür. In einem Gespräch erzählte er mir, dass er seit 1997, also etwa seit sieben Jahren, an chronischer Dickdarmentzündung leide. Er müsse täglich bis zu zehnmal Stuhlgang machen. Sein Leben wäre dadurch sehr eingeschränkt. Seit vielen Jahren nehme er Kortison in höheren Mengen. Durch die Nebenwirkungen und Folgeerscheinungen habe die Knochendichte in seiner Wirbelsäule stark abgenommen, und dadurch seien 2 Wirbelbrüche entstanden. Nun fragte er mich, ob ich ihm mit Reiki helfen könnte. Ich sagte ihm, dass es für ihn gut wäre, wenn er sich in den 1.Grad einweihen lassen würde. So wäre er unabhängig von mir und könnte dann täglich selber Reiki praktizieren. Ich erzählte ihm, dass jede Krankheit für uns eine Botschaft hat und uns auf falsches Denken und Handeln aufmerksam machen möchte. Er war sehr offen für diese Botschaften. Er entschied sich, den 1. Grad zu machen. Nach unserem Gespräch verabschiedete er sich mit dem Hinweis, dass er sich in den nächsten Tagen bei mir melden würde, um einen Termin zu vereinbaren.

So rief er dann auch wenige Tage später an und teilte mir mit, dass auch seine Frau mitkommen würde, um den 1. Reiki Grad zu machen. Wir suchten einen Termin aus. Am nächsten Wochenende war es dann soweit. Die Beiden kamen voller Erwartung zu mir. Schon am 1. Tag reagierte Markus' Darm viel ruhiger. Er war erstaunt, dass er nicht wie üblich fast jede Stunde zur Toilette musste. Da die Beiden sich noch nie mit dem feinstofflichen Bereich beschäftigt hatten, ließ ich mir viel Zeit, um ihnen etwas über die verschiedenen Energiekörper und die Chakren zu erzählen. Sie waren beide sehr offen. Es war ein schönes Wochenende. Meine innere Stimme sagte mir, dass Markus gesund werden würde. Dies sagte ich ihm auch.

Er hielt weiter den Kontakt zu mir. Immer mal wieder schrieb er mir über das Internet eine Mail oder rief mal an. Nach einigen Wochen kam dann eine Nachricht von ihm, dass zu seiner Erkrankung nun auch noch eine Thrombose im rechten Bein dazu gekommen sei. Vor kurzem sei er umgeknickt und hätte einen starken Bluterguss bekommen. Daraus sei dann etwa 4 Wochen später wahrscheinlich die Thrombose entstanden.

Sein Darm sei viel ruhiger geworden, da mache er große Fortschritte, doch wäre er eine Woche wegen der Thrombose im Krankenhaus gewesen und müsse nun noch für ein Jahr ein weiteres Medikament einnehmen, was sein Blut verdünne. Die Ärzte hätten bei ihm auch noch eine Darmspiegelung gemacht und ihm geraten, dass er sich seinen Dickdarm herausnehmen lassen solle, da es auf Dauer ja doch nicht besser werden würde, da es ja chronisch sei. Als ich zu Ende gelesen hatte, war ich erschrocken. Er hatte doch schon eine deutliche Verbesserung!

Einige Wochen später schrieb er mir, dass er einen OP-Termin für die nächste Woche habe und sich nun doch den Dickdarm herausnehmen lasse. Er würde am Montag operiert. Ich war entsetzt. Wenige Tage später rief er mich dann an und erzählte mir, dass er eine Intuition hatte, als er ins Krankenhaus kam. Er verspürte den starken Drang, noch einmal mit dem Arzt zu reden und ihn zu bitten, doch noch einmal eine Darmspiegelung zu machen, bevor man ihm den Darm herausnehmen würde. Der Arzt sagte ihm, das sei eigentlich nicht üblich, ließ sich dann aber darauf ein. Er stellte Markus die Frage, ob er seinen Schließmuskel behalten möchte oder ob er ihn auch entfernen solle, wenn der Darm entfernt würde. Bis Dienstag räumte er ihm Bedenkzeit ein.

So wurde am Montag erst einmal eine Darmspiegelung gemacht. Markus erzählte dann weiter, dass er am nächsten Morgen im Bett saß und nicht wusste, wie er sich wegen seines Schließmuskels entscheiden sollte. So schloss er seine Augen und fragte innerlich Gott, was für ihn die richtige Entscheidung sei. Immer wieder bat er um einen Hinweis. Etwa eine halbe Stunde später kam der Arzt zu ihm und sagte, er könne nach Hause fahren. Die Spiegelung hätte gezeigt, dass es bei diesem Befund keinen Grund gäbe, den Darm zu entfernen.

Markus war sich sicher, dass sein Darm sich durch seine Reikipraxis so verbessert hatte und war sehr glücklich. Als er mir das alles erzählte, hatte ich vor Freude Tränen in den Augen. Mein Gefühl, dass wieder alles gut wird, hatte mich nicht getäuscht. Etwa 6 Monate später musste er wieder wegen seiner Thrombose zu einer Nachuntersuchung.

Der Arzt stellte fest, dass sich die Thrombose völlig aufgelöst hatte, was er sich in so kurzer Zeit nicht vorstellen konnte. Er fragte, wie das möglich sei. Markus erzählte ihm, dass er Reiki gelernt habe und dies nun regelmäßig praktiziere. Der Arzt sah ihn sprachlos an und verabschiedete ihn mit den Worten, dass die Behandlung abgeschlossen sei.

Einige Zeit später schrieb Markus mir, dass sein beruflicher Aufstieg nun rapide nach oben ginge, dadurch, dass er auf seine innere Stimme höre. Er glaubt, wenn er nicht auf sie gehört hätte, dass er seinen Darm verloren hätte. Als er eines Tages zum 2. Reiki-Grad kam, sagte er: »Ich hab mich einfach führen lassen«.

Kordula

Begonnen hat für Kordula alles mit dem Tod ihres Vaters. Die Trauer um den Verlust war so groß, dass sie versuchte, sich mit Sport (intensives Walken) abzulenken. Heute weiß sie, dass sie – bildlich gesehen – weggelaufen ist!

Sie erzählte mir, dass sie damals soweit von ihrer Seele entfernt war, dass ihr Körper krank wurde. Unterleibsbeschwerden raubten ihr die Lebensfreude. Auf Rat ihres behandelnden Gynäkologen unterzog sie sich einer Bauchspiegelung, um genau zu erfahren, welche organischen Gründe für ihre gesundheitlichen Defizite verantwortlich waren.

Dieser Krankenhausaufenthalt endete mit den Worten eines Arztes, der ihr riet, sich innerhalb der nächsten 3 Monate einer Totaloperation zu unterziehen, da eine chronische Entzündung der Gebärmutter offensichtlich der Grund für ihre Beschwerden sei.
Zu diesem Zeitpunkt war sie 41 Jahre alt und sah sich mit dieser Diagnose den Wechseljahren spontan und abrupt gegenübergestellt. Auf ihre Frage, was eine solche OP mit ihr und ihrer Psyche anstellen würde, antwortete man ihr nur sehr lapidar mit den Worten: »Das können wir ihnen nicht sagen, jeder reagiert da anders, und außerdem haben sie die Familienplanung doch sicher abgeschlossen«.
Genau dieser Augenblick war es, indem sie ihre innere Stimme zum ersten Mal ganz deutlich wahrnahm. Ganz spontan hatte sie eine große Abneigung in sich und wusste, »Das kann jetzt nicht alles gewesen sein! Ich muss mich unbedingt um genauere Informationen und vor allem um alternative Behandlungsmöglichkeiten kümmern«.
Eine Freundin holte Kordula vom Krankenhaus ab und erzählte ihr auf dem Weg nach Hause, dass sie gerade von einer Reikibehandlung käme und sich sehr wohl fühlen würde. »Reiki«, dachte Kordula, »das Thema kennst du«. Eine andere Freundin von ihr war vor Jahren bereits diesen Weg gegangen und hatte ihr immer wieder davon erzählt und ihr mehrmals angeboten, ihr Reiki zu geben. Zur damaligen Zeit war Kordula allerdings ein Mensch, der zwar recht spontan und entschlussfreudig reagierte, aber dennoch - besonders wenn es um medizinische Dinge ging – doch eher den Ärzten vertraute. Sie sagte mir, dass sie aus heutiger Sicht ihre damalige Zeit als »Schwarz– Weiß–Denker« bezeichnen würde. Sie

glaubte nur das, was man anfassen und sehen bzw. wissenschaftlich beweisen konnte.

Ihre Freundin reichte ihr einen Tag später ein Buch rein, in dem Reiki ausgiebig beschrieben war. Als sie es ausgelesen hatte, meldete sich wieder ihre innere Stimme und sie wusste ganz genau: »Das musst du lernen«!

Kurz darauf fand sie dann zu mir und machte den 1. Reiki-Grad. Von diesem Augenblick an begann für sie ein neues Leben, und vor allem ging es mit ihrer Gesundheit bergauf.

Ganz konsequent machte sie jeden Tag eine Ganzkörperbehandlung und fand schnell heraus, wo in ihrem Körper die Energien ins Stocken geraten waren. Durch diese Arbeit und den täglichen Energieausgleich kamen Körper, Geist und Seele wieder in Kontakt zueinander. Plötzlich stellte sie sich Fragen wie: »Was will mir mein Körper eigentlich mitteilen durch diese gesundheitlichen Defizite«? Im Laufe der Zeit und immer so, wie sie es gut annehmen konnte, fand sie Antworten auf ihre Fragen. Gleich zu Anfang erzählte sie ihrem Gynäkologen, einem Asiaten, von ihrem neuen Weg, und er zeigte sich sehr begeistert. Er begrüßte es, Reiki alternativ zur Schulmedizin anzuwenden und unterstützte sie seinerseits mit Info-Material. Er sagte ihr, dass er ihr nicht garantieren könne, dass sie jemals um eine Unterleibsoperation herum komme, aber wenn es dann irgendwann soweit sei, habe sie eine andere Einstellung dazu.

Heute ist sie 55 Jahre alt. Regelmäßig lässt sie Untersuchungen durchführen. Einer Unterleibs-OP musste sie sich bisher nicht unterziehen, da es keine Entzündungen in der Gebärmutter mehr gibt. Heute genießt sie ganz bewusst den Übergang in die Wechseljahre und nimmt jede Hitzewallung dankbar an. Reiki gehört nach wie vor zu ihrem täglichen Leben und stellt für sie eine sehr wichtige Ergänzung zur Schulmedizin dar.

Sie sagte mir: »Auf meine innere Stimme zu hören, ist für mich heute selbstverständlich. Ein Urvertrauen und eine innere Ruhe sind wie eine Insel in mir. Greifbar nah und immer erreichbar.

Ich bin dankbar für alles, was mir auf meinem Weg zu meiner inneren Stimme begegnet ist.

Ich bin dankbar, dass alle meine geistigen und weltlichen Begleiter eine solche Geduld mit mir hatten«.

Nadine

Nadine litt seit vielen Jahren an Verdauungsproblemen. Täglich musste sie darauf achten, welche Lebensmittel sie zu sich nahm, da sie sonst direkt nach dem Essen Magen- und Darmkrämpfe bekam, die mit Durchfall endeten. Dies ging so weit, dass sie sich in ihrem ganzen Handeln sehr eingeschränkt fühlte.

Um die Ursache dafür herauszufinden, hatte sie schon mehrere Untersuchungen und Spiegelungen über sich ergehen lassen. Da der Arzt keine physische Erkrankung feststellen konnte, sagte er ihr, sie hätte einen Reizdarm.

Hinzu kam, dass Nadine seit einiger Zeit an schmerzhaften Dornwarzen unter ihren Füßen litt. Sie war damit schon bei einigen Ärzten gewesen und hatte zahlreiche Behandlungen und auch eine Laser-OP hinter sich. Doch nichts hatte geholfen, die Dornwarzen waren immer noch da.

So suchte sie schließlich auch noch eine Heilpraktikerin auf, um bei ihr Hilfe zu finden. Nach einem langen ausführlichen Gespräch sagte die Heilpraktikerin ihr, dass sie die Befragung auswehrten müsste, um eine gezielte Therapie zu bestimmen. Sie teilte ihr mit, welche Kosten auf sie zukommen würden. Als Nadine dies hörte, war ihr klar, dass sie sich solch eine Behandlung nicht leisten könne, da sie zurzeit nur eine Teilzeitstelle hatte.

Plötzlich meldete sich ihre innere Stimme, Reiki doch eine Chance zu geben. Mit Tränen in den Augen erzählte sie mir von ihren Nöten und fragte mich, ob Reiki ihr wohl helfen könnte. Vor einiger Zeit hatte Nadine schon durch mich von Reiki gehört. Doch sie konnte sich zu dem Zeitpunkt noch nicht darauf einlassen und sich vorstellen, wie ihr Reiki helfen könnte.

Ich sagte Nadine, dass ich ihr nichts versprechen könnte, ihr aber gerne Reiki geben würde. Wir gingen in meinen Reikiraum und sie bekam ihre erste Reikibehandlung. Nadine konnte sich gut entspannen und hatte zeitweise das Gefühl, dass sie weinen müsste. Nach der Behandlung sprachen wir den nächsten Termin ab.

Als sie einige Tage später wiederkam, erzählte sie mir, dass ihr Darm schon viel ruhiger geworden sei. Auch ihre allgemeine Stimmung wäre besser. Sie hatte nun ein zuversichtliches Gefühl, das Reiki ihr hilft. Wir machten die zweite Behandlung. Danach saß ich mit ihr noch zusammen und wir besprachen ihre Erlebnisse und Empfindungen. Plötzlich hatte ich den Impuls, meine Tarotkarten zu holen. Ich fragte beim Mischen innerlich nach der Ursache für Nadines Darmprobleme und zog einige Karten heraus, die ich dann auf den Tisch legte. Nadine sah sie sich an. Sie hatte solche Karten noch nie gesehen. Augenblicklich erkannte sie durch die Symbolsprache der Karten ihre Geschichte und die Ursache für ihre Beschwerden. Bevor ich etwas sagte, fing sie an, von ihren Erkenntnissen, die sie auf einmal hatte, zu erzählen. Es war wie eine Offenbarung für sie. Nadine erkannte intuitiv den wahren Grund für ihre Darmbeschwerden. So wurde ihr klar, dass sie ein falsches Verhaltensmuster durch ein nicht verarbeitetes Erlebnis aufgebaut hatte, was sie jetzt aufarbeiten konnte.

Diese Erfahrungen taten ihr so gut, dass sie sich entschied, selbst Reiki zu erlernen. Wenige Wochen später machte sie den 1. Grad.

Täglich praktiziert sie nun Reiki. Ihre Darmprobleme haben sich aufgelöst. Sie ist heute nicht mehr eingeschränkt und kann wieder alle Lebensmittel genießen. Auch ihre Dornwarzen lösten sich nun nach und nach auf.

Yvonne

Yvonne, heute 36 Jahre, kam mit einem angeborenen sehr seltenen Herzfehler zur Welt. Das erste Jahr verbrachte sie nur im Krankenhaus. Anschließend musste sie drei- bis viermal im Jahr zu Kontrolluntersuchungen in eine Uniklinik. Sie bekam einen Schwerbehindertenausweis mit 100%.

Ihre Mutter musste darauf achten, dass Yvonne keinen Sport ausübte und große körperliche Anstrengung vermied. Als sie in die Schule kam, durfte sie am Sportunterricht nicht teilnehmen.

Mit Anfang zwanzig kam sie dann ganz bewusst in Kontakt mit ihrer inneren Stimme. Durch sie erkannte Yvonne, dass sie zu einer neuen Lebenseinstellung kommen sollte. In vielen Bereichen musste sie umdenken. Sie stellte auch intuitiv ihre Ernährung um. Bei der nächsten Kontrolluntersuchung diagnostizierten die Ärzte eine leichte Verbesserung ihrer Erkrankung und sagten ihr, dass sie mit leichtem Sport anfangen könne.

Mit zweiundzwanzig führte sie ihr Weg zu mir, und sie ließ sich in den 1. Reiki Grad einweihen. Yvonne praktizierte nun fast täglich Reiki. Etwa ein Jahr später stellte ein Arzt bei einer üblichen Kontrolluntersuchung mit Erstaunen fest, das Yvonne gesund ist. Von einer Erkrankung des Herzens war nichts mehr zu sehen. Daraufhin musste sie ihren Schwerbehindertenausweis abgeben.

Heute ist sie Mutter einer Tochter und sportlich sehr aktiv. Ihr Zugang zu ihrer inneren Stimme ist durch Reiki noch intensiver geworden. Ganz deutlich spürt sie, was gut für sie ist oder was sie lieber nicht tun sollte.

Weiterführende Literatur

Andreas Dalberg
Der Weg zum wahren Reikimeister
Knaur-Verlag

Shalila Sharamon und Bodo J. Baginski
Das Chakra-Handbuch
Windpferd – Verlag

Ruediger Dahlke
Krankheit als Symbol
C. Bertelsmann

Christa Kössner
Das Spiegelgesetz
Ennsthaler Verlag